アロマセラピーのための精油ハンドブック

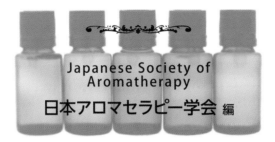

Japanese Society of Aromatherapy

日本アロマセラピー学会 編

丸善出版

発刊に寄せて

　日本アロマセラピー学会は1997年に設立され，今年で学会設立19年目を迎えます．本学会は，アロマセラピーを日本の医療に正しく普及させるために医療従事者を中心に設立された学術団体です．医療分野に応用できるアロマセラピーは，科学的な根拠に基づいたアロマセラピー（EBM）でなければなりません．それを学会の設立理念として本学会は学術活動を行ってきました．しかし，わが国におけるアロマセラピーは商業的に扱われることが多く，医療よりも美容方面で多く使われてきたといってよいでしょう．学会設立から20年近くになり，アロマセラピーの理解が次第に進み，施術者のみならず一般市民にも統合医療としてのアロマセラピーが徐々に浸透してきているように思われます．本学会では，社会に正しいメディカルアロマセラピーを広く普及させるための努力が必要であると考え，学会活動を通じてアロマセラピーのための正しい精油の使い方などの普及活動をしてきました．

　このたび，本学会から『アロマセラピーのための精油ハンドブック』を発刊することになりました．本学会では，すでにアロマセラピーのための標準テキストとして基礎編，臨床編，実技編を出版してきました．さらにアロマセラピーの用語集も出版しております．しかしながら，アロマセラピーのための精油については，本学会編集のハンドブックがなく，学会員や専門家などからもその出版が待たれていました．とくにアロマセラピー学会会員においては，日本独自の安全で正しい精油の使用についてのガイドブックとして本書の出版は大変有意義であると思われます．本書の発刊により，学会会員および非学会員など多くの人々が，論文作成や学会発表の講演要旨などを執筆あるいは読まれる時にこの本を座右において使っていただき，さらに臨床応用する場合にも大いに役立てていただけるものと思われます．

　本書は，文字通りアロマセラピーを行うための精油についての理解を深めるために作成されました．日本で使用されている精油についての詳しい情報のみならず，そのEBMについても記載されています．さらに，索引的な表により，精油，成分，疾患の3方向からの精油を調べることができ，実務者にとって大変役立つことは間違いないと思われます．また，たんなるアロマセラピーについての知識のみならず，精油やその製造方法などについても理解できるように配慮もされています．実際にアロマセラピーを施術する人にとっても十分読みごたえのあるものに仕上がっています．

　本書の企画は，日本アロマセラピー学会の「精油ハンドブック編集委員会」が中心となって行われ，一覧に記載されている委員会のメンバーによってまとめられました．精油ハンドブックのとりまとめにあたり，編集委員長の久保浩子先生には大変ご尽力をいただきました．2年間という期間の中でこれほど内容の濃いガイドブックを作成されたことに敬意を評すとともに，深甚な感謝の意を表します．

　このアロマセラピーのための精油ハンドブックは，アロマセラピーを行うために必要な精油についての基本的な知識を身につけ，さらに安全なメディカルアロマセラピーを実践する一助になると考えています．日本アロマセラピー学会の会員各位には，精油についての理解をさら

に深めてもらうことが出来れば幸いです．さらに，本書がアロマセラピーに関心のある医師，歯科医師，看護師，助産師，保健師，薬剤師，鍼灸師，栄養士などの医療従事者にとどまらず，医療系の免許取得者を養成する大学，大学院，短期大学，専門学校などに在籍する学生さんなどにも読まれることを期待しています．今後，アロマセラピー学会認定医療従事者の認定制度とあわせ，その条件を満たしている病院，診療所，助産院などの認定施設の協力をえて，本書を「アロマセラピーのための精油テキスト」として本学会の標準テキストにしたいと考えています．最後に本書の出版にあたり，各章をまとめていただいた執筆者各位および丸善出版株式会社に厚く感謝の意を表します．

　日本アロマセラピー学会会員の皆様，さらにアロマセラピーに興味をもたれる企業，一般市民の方々には，ぜひこのハンドブックを参考にして正しいアロマセラピーの普及に努めていただければ幸いです．

　2016 年 9 月

日本アロマセラピー学会理事長
星薬科大学　特任教授
塩田　清二

まえがき

　アロマセラピーは「アロマ＝芳香」と「セラピー＝療法」を組み合わせた造語で，直訳すると芳香療法と訳されますが，元来植物療法から派生し，芳香植物や薬用植物から抽出された「精油」を薬剤として用いる薬物療法のことを意味しています．

　精油は，古代ギリシャの時代から病気の治療や予防に使われ，ヨーロッパでは伝統医療として現代でも広く使用されています．わが国では明治時代にオランダの薬典をもとに編纂された「日本薬局方」に33種類の精油が記載され，医薬品として使用されてきた歴史があります．

　アロマセラピーは近年のストレス社会や超高齢化社会において，香りによる癒しや脳機能への働きかけなどにより，日常生活の中に広く浸透するようになりました．医療の現場においても，慢性疾患や生活習慣病，心療内科や婦人科領域，緩和ケアや終末期医療などさまざまな分野で有用性が示され，活用の場が広がってきています．

　日本アロマセラピー学会ではこれまで『アロマセラピー標準テキスト』シリーズとして「基礎編」，「臨床編」，「実技編」，さらに用語集を刊行してきました．本書は，これらのテキストに加え，アロマセラピーの基本となる「精油」の規格基準を示すべく企画され，薬学を中心に化学，植物学，調香の専門家の先生方に執筆をお願いし，約2年の歳月を経て刊行するに至りました．

　精油はそれぞれ特有の芳香を持ち，精油中に含まれる薬効成分によって，多様な生理活性を示します．精油を薬剤として考えたとき，どんな種類の精油を使うか，どんな品質の精油を使うか，個々の精油の特性を知り，最適な精油を選択し，正しく使用することがアロマセラピーの効果を左右します．現在わが国ではさまざまな種類の精油が海外から輸入され，最近では和精油の開発や生産も増えてきています．本書は，それらの精油の性状や品質の適正化をはかるため，あらゆる角度から精油の情報を収集かつ精査し，見やすく・調べやすく・わかりやすく，精油の実用書としてまとめた一冊です．

　内容は，「精油編」・「成分編」・「実用編」の3部で構成されています．「精油編」では，和精油を含む60種類の精油について，起源植物や性状など必要な情報を1精油1ページにまとめ，わかりやすい表現と色分けしたグラフにより，調べたいときにぱっと見てわかるデザインに仕上げています．科学的側面からは，成分分析や抗菌活性のデータ，さらには近年発表された臨床研究論文の要約，経験的側面からは，香りの専門家による官能評価や心理的な効果など，各精油について両側面の知見を記し，情報がないものについては，それを現状として記しています．また，有用性があれば必ず予想される有害作用についても精油を化学物質として捉えて，世界的な規準に従った注意喚起を示しました．

　「精油編」とリンクした「成分編」では，近年植物由来成分としても注目される50種類の精油成分の性質や用途をコンパクトにまとめました．また「実用編」では，精油の基本的な使い方やアロマセラピーに使用する基材（植物油やフローラルウォーターなど），薬局方収載精油について，実際に病院や薬局の現場で精油を扱う薬剤師の先生方が解説しています．

本書が，アロマセラピーを医療の現場で駆使する医療従事者はもちろん，精油を日々の健康維持増進のために使用するアロマセラピストやアロマ愛好家の方々の手元に置かれ，精油を有効かつ安全に使用するための指針となれば幸いです．

　最後にこの場を借りて，本書の出版に際し快く執筆をお引き受けくださった執筆者の先生方，貴重な植物の写真を提供してくださった皆様，企画から校正までご尽力くださった編集委員の皆様，出版元の丸善出版株式会社企画・編集部の方々に厚く感謝いたします．

2016 年 9 月

日本アロマセラピー学会
精油ハンドブック編集委員会委員長
久保　浩子

編集委員会

編集委員長　久保　浩子　オリエンタル・アロマセラピィ・カレッジ

厚味　厳一　帝京大学薬学部
千葉　良子　昭和薬科大学薬学部　臨床薬学教育研究センター
丸山　奈保　帝京平成大学健康メディカル学部
山下　真理　医療法人社団楽優会なかまの杜クリニック

執筆者一覧

厚味　厳一　帝京大学薬学部
梅田　純代　北海道薬科大学
久保　浩子　オリエンタル・アロマセラピィ・カレッジ
佐藤　玲子　医療法人長谷川会湘南ホスピタル　薬剤科
篠原久仁子　フローラ薬局河和田店
千葉　良子　昭和薬科大学薬学部　臨床薬学教育研究センター
長島　　司　セダーファーム
丸山　奈保　帝京平成大学健康メディカル学部
村上　志緒　株式会社トトラボ
山下　真理　医療法人社団楽優会なかまの杜クリニック

(五十音順, 敬称略, 2016 年 9 月現在)

目　次

I　精油編　　1

植物の構造の基本 ─────────────────────────── ［村上志緒］　2
精油編　ページの見方 ───────────────────────
──────── ［厚味厳一・梅田純代・久保浩子・千葉良子・長島　司・丸山奈保・山下真理］　7

アンジェリカ　13
イランイラン　14
オレンジ（スイート）　15
カモミール（ジャーマン）　16
カモミール（ローマン）　17
カユプテ　18
カルダモン　19
カンファー　20
クラリセージ　21
グレープフルーツ　22
クローブ・バッド　23
クロモジ　24
ゲットウ　25
コリアンダー・シード　26
サイプレス　27
サンダルウッド　28
シダーウッド（アトラス）　29
シトロネラ　30
シナモン・リーフ　31
ジャスミン　32
ジュニパー・ベリー　33
ジンジャー　34
ス　ギ　35
ゼラニウム　36
タイム　37
ティートリー　38
ニアウリ　39
ネロリ　40
パイン　41
バジル　42

パチュリ　43
ハッカ　44
パルマローザ　45
ヒノキ　46
ヒ　バ　47
フェンネル（スイート）　48
プチグレン　49
ブラックペッパー　50
フランキンセンス　51
ベチバー　52
ペパーミント　53
ヘリクリサム　54
ベルガモット　55
ベンゾイン　56
マジョラム（スイート）　57
マンダリン　58
ミルラ　59
メリッサ　60
ユーカリ（ブルーガム）　61
ユーカリ（細葉）　62
ユーカリ（レモン）　63
ユ　ズ　64
ライム　65
ラバンジン　66
ラベンダー　67
レモン　68
レモングラス　69
ローズアブソリュート　70
ローズオットー　71
ローズマリー　72

II 成分編　　　　　　　　　　　　　　　　　　　　［久保浩子・長島　司］　**73**

成分編　ページの見方 ———————————————————————— 74

　　サビネン　　76
　　γ-テルピネン　　76
　　テルピノレン　　77
　　パラシメン　　77
　　α/β-ピネン　　78
　　α/β-フェランドレン　　78
　　ミルセン　　79
　　リモネン　　79
　　α/δ-カジネン　　80
　　カマズレン　　80
　　β-カリオフィレン　　81
　　ゲルマクレンD　　81
　　α-ビサボレン　　82
　　α-ヒマカレン　　82
　　α-ファルネセン　　83
　　ゲラニオール　　83
　　シトロネロール　　84
　　α-テルピネオール　　84
　　テルピネン-4-オール　　85
　　ネロール　　85
　　ボルネオール　　86
　　l-メントール　　86
　　リナロール　　87
　　α-サンタロール　　87
　　セドロール　　88
　　ネロリドール　　88
　　ビサボロール　　89
　　ファルネソール　　89
　　スクラレオール　　90
　　オイゲノール　　90
　　カルバクロール　　91
　　チモール　　91
　　アネトール　　92
　　カビコールメチルエーテル/エストラゴール　　92
　　α/β-シトラール　　93
　　シトロネラール　　93
　　シンナムアルデヒド　　94
　　カルボン　　94
　　カンファー　　95
　　シス-ジャスモン　　95
　　ヌートカトン　　96
　　ベルベノン　　96
　　メントン　　97
　　酢酸ゲラニル/酢酸ネリル　　97
　　酢酸シトロネリル　　98
　　酢酸ベンジル　　98
　　酢酸リナリル　　99
　　1,8-シネオール/ユーカリプトール　　99
　　カリオフィレンオキシド　　100
　　リナロールオキシド　　100

III 実用編　　　　　　　　　　　　　　　　　　　　　　　　　　　　　**101**

1　精油の正しい使い方 ———————————————————— ［篠原久仁子］　102
2　精油の正しい取り扱い ——————————————————— ［篠原久仁子］　104
3　基材と調製方法 ——————————————————————— ［佐藤玲子］　107
4　植物油 ———————————————————————————— ［丸山奈保］　110
5　フローラルウォーター ———————————————————— ［千葉良子］　113
6　薬局方収載精油 ——————————————————————— ［山下真理］　116

　付　録 ——————————————————————————————————— 119
　参考文献・引用文献 ———————————————————————————— 131
　写真のクレジット ————————————————————————————— 134
　索　引 ——————————————————————————————————— 135

Ⅰ

精 油 編

植物の構造の基本

a. 植物の体の基本構造

植物の体を構成する単位は，根とシュートであり，このうちシュートは茎と葉から成り立っている（図1.1）．花は有性生殖器官としてシュートが特殊化したものであり，果実は花の一部が成熟したものとみなされている．それぞれの部分の役割は以下のとおりである．

① 根

地中にあって分枝している．水や無機養分を地中から吸収して他の器官へ供給するとともに，植物の体を支える．

② 茎

地上部にあって分枝し，効率よく光合成できるように葉を配置し，植物の体の地上部を支えている．葉と根の間で水，無機養分（木部），有機物（篩部）などの通り道となっている．

③ 葉

扁平な形をして茎に付いている．外界との間で水（水蒸気）や酸素，二酸化炭素のガス交換を行い，光合成により有機物を生成する役割を担っている．

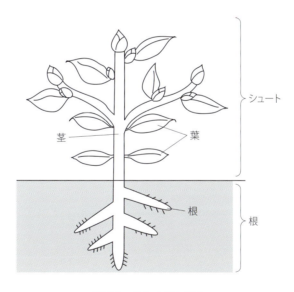

図1.1　植物の基本構造

b. 葉の形

(1) 葉の部分

葉の部分は葉身，葉柄，托葉と，大きく三つに分けられる（図1.2）．葉身とは，葉の主要部位の平たい部分であり，葉脈が張り巡っていて，光合成の場，ガス交換の場である．葉柄とは，

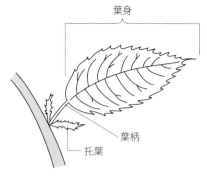

図 1.2　葉のようす

棒状の部分である．維管束として，水分や養分の通り道であり，力学的な支えでもある．托葉はあるものとないものがあるが，葉柄のつけ根にある左右一対の葉片状のもので，芽生えの時の葉身を保護するほか，盛んに光合成を行う場合もある．

(2) 葉身の形

葉身は植物によって最も変化に富むため，葉身の形を表す用語はさまざまあるが，葉全体，つけ根，葉先の形，および葉柄の長さの特徴を捉えて示されている（図 1.3 ～ 1.6）．

① 葉の全形

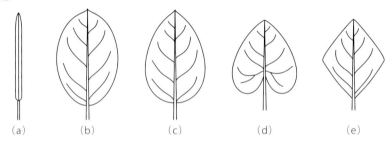

図 1.3　葉の全形
(a) 針形　(b) 楕円形　(c) 卵形　(d) 心形　(e) ひし形

② 葉の先端

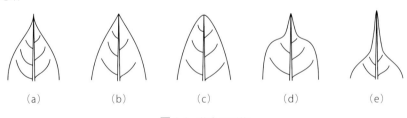

図 1.4　葉先の形態
(a) 鋭尖頭　(b) 鋭頭　(c) 鈍頭　(d) 凸頭　(e) 尾状

③ 葉の縁

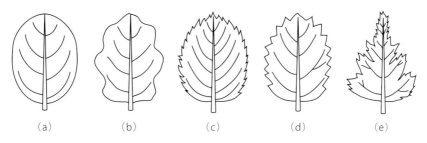

図 1.5　葉の縁の形態
(a) 全縁　(b) 波状縁　(c) 鋸歯縁　(d) 歯牙縁　(e) 欠刻

④ 葉の裂け方

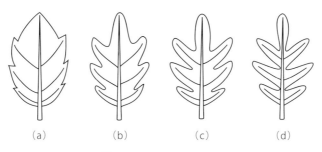

図 1.6　葉の裂け方の形態
(a) 浅裂　(b) 中裂　(c) 深裂　(d) 全裂

(3) 複　葉

一個の葉の葉身が複数の部分（小葉）に分かれている場合，まとめて一枚の葉と考え，複葉という．そうでないものを単葉という（図 1.7）．

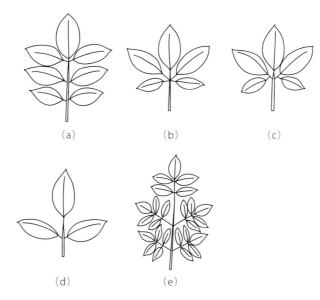

図 1.7　複葉の形態
(a) 羽状複葉　(b) 掌状複葉　(c) 鳥足状複葉　(d) 三出複葉　(e) 二回羽状複葉

(4) 葉　序

葉序とは，植物の葉の配列のことをいう．葉は，一定の規則性をもって茎に対して配列しており，互生，対生，輪生の三つに分類される（図1.8）．植物は科によって特定の葉序であることが多く，例えば，シソ科は，茎の1節に2個の葉がつく対生である．

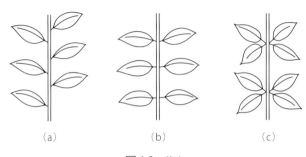

図1.8　葉序
(a) 互生　(b) 対生　(c) 輪生

c. 花の形

(1) 花の基本形

花はいくつかの花床と花葉という器官が複合したものと捉えられており，それぞれ，茎，葉が変化したものとされる．

　花床：　花葉をつけている部分である．
　花葉：　花のなかで特殊な葉と考えられる器官のことである．がく片が集まったものをがく，花弁の集まりを花冠，雄蕊（雄しべ），雌蕊（雌しべ／心皮）といい，がくと花冠を併せて花被という．

(2) 花の部分

通常，花という場合は，がく・花冠・雄蕊・雌蕊の四つで成り立っている（図1.9）が，雌蕊・雄蕊の両方または片方があれば花といってよい．

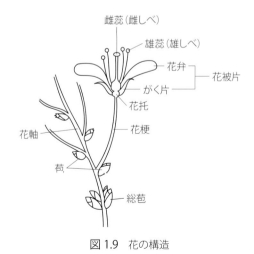

図1.9　花の構造

(3) 花　序

　花のつき方を花序といい，例えば，総状花序や散形花序などがある（図1.10）．例えば，フェンネルは花柄や下の方は長く，上の方は短い花がほぼ一面にならんで傘のように見える散形花序である．

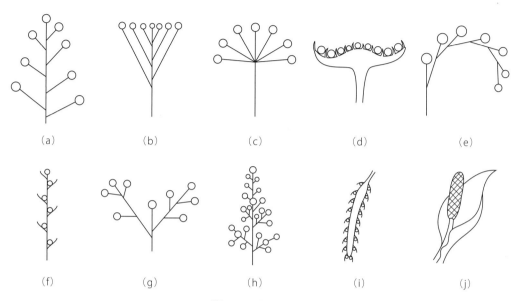

図 1.10　花序の形態
(a) 総状花序　　(b) 散房花序　　(c) 散形花序　　(d) 頭状花序
(e) 巻散花序（さそり型花序，鎌型花序）　　(f) 穂状花序　　(g) 集散花序
(h) 円錐花序　　(i) 尾状花序　　(j) 肉穂花序

植物の構造の基本

精油編　ページの見方

① **アンジェリカ Angelica**　　　　　　　　　　　② セリ科

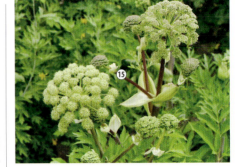

③ 学　名：*Angelica archangelica*
④ 主な産地：イギリス，オランダ，中国，ベルギー
⑤ 抽出方法：水蒸気蒸留法
⑥ 抽出部位：根，種子
⑦ Cas No.：8015-64-3
⑧ 性　状：色：明黄色　引火点：43～45℃
　　　　　比重（20℃）：0.84～0.88
　　　　　施光度（20℃）：－
　　　　　屈折率（20℃）：1.471～1.487

⑨ ● 成　分

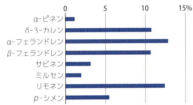

⑯ ● 植物の特徴

　欧州やシベリアなど寒冷な山地に自生する二年生草本植物．草丈は1～2mで初夏に，緑がかった白色の花を球形の散形花序に咲かせる．寒さに強く冷涼な場所で生育．全草に甘味，苦味と強い芳香がある．名前はラテン語で「天使」を意味する「angelicus」に由来．

⑩ ● 薬理作用

去痰，駆風，健胃，抗痙攣，抗菌，鎮咳，鎮痙，鎮痛，通経，発汗，利胆

⑪ ● 抗菌スペクトル

大腸菌 ND / 黄色ブドウ球菌 ND / 緑膿菌 ND /
サルモネラ菌 ND / 白癬菌 ND / カンジダ ND

⑰ ● 香り

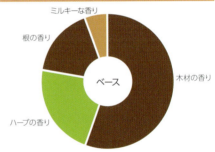

⑫ ● 適応疾患

・精神神経系：神経疲労，ストレス，頭痛，神経緊張
・呼吸器系：喘息，慢性呼吸器疾患，風邪
・消化器系：食欲不振，拒食症，慢性胃炎，消化不良，便秘
・婦人科系：月経困難，生理不順，月経前緊張症

⑱ ● 心理的な効果

心をやわらげ穏やかにし，トラウマや怒りを経験する前の記憶をよみがえらせ解放へ導く．

⑬ ● エビデンスデータ

　レビー小体型痴呆あるいは前頭側頭葉変性症痴呆の患者20人に，1日3gのフェルガードを4週間飲ませたところ，感情的や行動的な症状が一定であったと日本のKimuraらが報告している[1]．また，習慣的にアルコールを摂取し，肝臓に異常が認められる82人に対して，*Angelica keiskei koidzumi*（AKE）の効果をNohらが調べ，特にアルコールの摂取量が多い43人のうち19人に12週間にわたりAKEを投与したところ，投与しなかった24人と比べて，γ-GTPの値が低く，肝機能が改善する可能性が示された[2]．
［1）T. Kimura, H. Hayashida, M. Murata, J. Takamatsu：*Geriatr. Gerontol. Int.*, **11** (3), p. 309-314 (2011).　2）H.-M. Noh, E.-M. Ahn, J.-M. Yun, B.-L. Cho, Y.-J. Paek：*J. Med. Food.*, **18** (2), p. 166-172 (2015).］

⑭ ● 健康有害性

    子宮収縮

① **精油名**（和名／英名）
　50音順に掲載．
② **科　名**
　生物分類学上の基本的階級の一つ「科」の名称．「科」は「属」の上位にある．
③ **学　名**
　生物につけられた世界共通の名称．ラテン語で表記され，リンネ（Carl von Linne, 1707-1778年）が提唱した属名と種小名からなる「二名法」が用いられる．命名は国際藻類・菌類・植物命名規約によって定められている．
④ **主な産地**
　50音順に掲載．
⑤ **抽出方法**
⑥ **抽出部位**
⑦ **Cas No.**[1]
　Cas登録番号．化学物質を特定するための番号．米国化学会の情報部門であるCAS(Chemical Abstracts Service)が登録業務を行っている．一つの化学物質または構造にさまざまな一般名，慣用名などがある場合，この番号により，それを同定することができる．
⑧ **性　状**[2]

引火点：英語で「flash point」．物質が揮発し，空気と混ざった可燃性蒸気に炎（点火源）を近づけたとき，着火して燃焼する最低温度．引火点23℃以上，65℃以下は「引火性液体」に分類され，「炎」のシンボルを表示する．

比重（20℃）：試料（精油）と水との20℃における等体積の質量の比．多くの精油の比重は1以下であり，水より軽い．精油ごとに基準値があり，精油の純粋性を立証する．

施光度（20℃）：光学活性物質またはその溶液が偏光面を回転する角度．偏光面を右に回転するものを右施性，左に回転するものを左施性とし，それぞれ角度を示す数字の前に＋，－をつけて示す．精油には含まれる化学成分の立体構造により光学活性（または施光性）があり，施光度は精油の天然性を立証する．

屈折率（20℃）：試料（精油）の空気に対する屈折率．温度は20℃，光線はナトリウムスペクトルのD線を用いる．屈折率は物質に固有の定数で，精油の純度（混合物の有無）を判定する．

[1]　「—」は情報がないことを示す．
[2]　「—」は情報がないことを示す．

⑨ 成　分

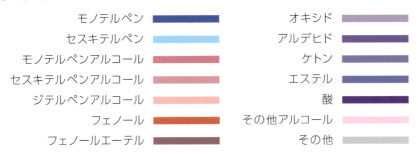

⑩ 薬理作用

主な作用を取り上げている．50音順に掲載．

⑪ 抗菌スペクトル

ND：数種の精油間で比較できるデータなし　　—：活性なし，あるいは弱い

＋〜＋＋＋：活性の強さ

⑫ 適応疾患

⑬ エビデンスデータ

論文発表された臨床報告

⑭ 健康有害性[*3]

【健康有害性】

表　示	有害性情報
経口毒性	経口LD_{50}（半数致死量，rat）5000 mg/kg 以下，飲み込むと有害
皮膚刺激	皮膚刺激のおそれ
皮膚感作	アレルギー皮膚炎を起こすおそれ
眼刺激	眼の損傷，刺激のおそれ
呼吸器刺激	呼吸器への刺激のおそれ 吸入するとアレルギー，喘息または呼吸困難を起こすおそれ 飲み込んで気道に侵入すると有害のおそれ
変異原性	生殖細胞変異原性；　遺伝性疾患を起こすおそれ
発がん性	発がんのおそれ
光毒性	光接触性皮膚炎を起こすおそれ
子宮収縮	子宮収縮作用；　妊娠中は使用を避ける
女性ホルモン	エストロゲン作用の疑い；　妊娠中，ホルモン療法中は使用を避ける
肝臓毒性	肝機能障害を起こすおそれ
抗凝固	血液凝固を阻害する；　抗凝固薬を服用中は使用を避ける
堕胎（経口）	流産を引き起こすおそれ（経口摂取の場合）

＊3　「特になし」は，健康有害性情報がないことを示す．

⑮ 植物の写真
⑯ 植物の特徴
⑰ 香　り

　できるだけ，その香りを連想できるような表現にしている．それは，香りの感じ方が普遍的ではなく嗅ぐ人によって変わるので，よりイメージをしやすくさせるためであり，今まで嗅いだことのない香りでも，これまで経験した香りから連想できるようにするためである．

　精油の香りは，多くの香り成分で構成されており，それぞれが精油全体の香りを作りあげる要素となっている．香りの円グラフはそれら要素から4種類を選択し，官能的に重要な要素から順に配分している．

香り表現とイメージ：

- 酸味のある香り：酸っぱさを連想する香り
- フレッシュな香り：爽やかさを感じる香り
- レモンの香り：レモンを連想する香り
- ユズの香り：ユズを連想する香り

- 暖かい香り：南国の暖かさを連想する香り
- 果皮の香り：みかんの皮をむく時に感じる香り
- 柑橘の香り：柑橘を連想する香り
- ジューシーな香り：柑橘ジュースを絞って揉んだ時のようなフレッシュな香り
- フルーツの香り：フルーツを連想する香り

- 甘い香り：バニラやベンゾインを連想する香り
- アニスの香り：アニスを連想する香り
- バニラの香り：バニラ特有の甘く美味しさを連想する香り

- 暖かさのある花の香り：濃厚ではない，ソフトで陽だまりの暖かさを感じる香り
- 花の香り：華やかな花の香り
- ローズの香り：ローズをイメージする香り
- ラベンダーの香り：ラベンダーを連想する香り

- エレガントな香り：上品な花の香り
- ジャスミンの香り：ジャスミンを連想する濃厚な花の香り
- 東洋的な香り：中東地域の焚香をイメージする濃厚な香り
- ベリーの香り：ラズベリーを連想する香り

- 枯草の香り：乾燥した牧草の香り
- 白檀のような香り：サンダルウッドを連想する香り
- ミルキーな香り：ミルクを連想する香り

- シナモンの香り：シナモンを連想する香り
- スパイシーな香り：スパイスを連想する香り
- 動物的な香り：体臭をイメージする臭い
- 便臭：糞便をイメージする香り

- 青臭い香り：カメムシを連想する香り
- 樟脳の香り：樟脳（カンファー）を連想する香り
- ジンの香り：ジン（お酒）を連想する香り
- 苦味ある香り：グレープフルーツのビター感を連想する香り
- 薬品のような香り：消毒薬を連想する香り

- 爽やかな香り：5月の薫風を連想する香り
- 清涼感のある香り：冷感を感じる香り
- ミントの香り：ペパーミントのような清涼感のある香り

- アップルの香り：青リンゴを連想する香り
- 草の香り：草が生い茂る道を歩いているイメージ
- 草原の香り：草原を渡ってくる爽やかで涼し

精油編　ページの見方

- げな香り
- ●葉の香り：木の葉を揉んだ時に発する香り
- ●パクチーの香り：パクチーを連想する香り
- ●ハーブの香り：オレガノやタイムなどのハーブを連想する香り
- ●ユーカリの香り：ユーカリを連想する香り
- ●ローズマリーの香り：ローズマリーを連想する香り

- ●針葉樹の香り：スギや木の葉を連想する香り
- ●ヒノキの香り：ヒノキを連想する香り
- ●森の香り：森林に漂う心安らぐ香り
- ●緑の香り：草の葉を揉んだ時に発する香り

- ●カビ臭：カビを連想する香り
- ●スモーキーな香り：燻製を連想する香り
- ●木の実の香り：針葉樹の果実の香り
- ●樹木の香り：苔のついた立ち木を連想する香り
- ●樹脂の香り：松脂やベンゾインなど樹脂を連想する香り
- ●樽の香り：酒樽を連想する香り
- ●土の香り：土を連想する香り
- ●根の香り：ベチバーのような根を連想する香り
- ●墨汁の香り：墨を溶いた時に発する香り
- ●木材の香り：木の樽や木材を連想する香り

ノートの解説：

　精油の香りは，含まれる香り成分の揮発性の高さと香りの強さによって，香りの持続性に違いが生じることから，持続性の指標としてトップノート・ミドルノート・ベースノートに分類している。

- ・トップノート：その精油の持つ特徴的な香りの持続時間[*4]が比較的短時間（2〜3時間）で，その後はミドルやベースノートをもつ成分の香りに変わり，やがて消失する。
- ・ミドルノート：その精油の持つ特徴となる香りの立ち上がりがやや遅く，トップノートよりもやや長め（3〜5時間）に持続し，その後はベースノート成分の香りに変わり，やがて消失する
- ・ベースノート：特徴となる香りの立ち上がりが遅いが，長時間（10〜24時間程度）持続し，やがて消失する．

⑱ **心理的な効果**

[*4] 持続時間に関しては諸説あるが，どの精油においてもトップからベースまでの香り成分が含まれており，それぞれの成分含有量の違いによって香りの立ち上がり速度が異なる。トップノート精油でも香りが変化するものの継続して香ることがあるため，本書では「精油の特徴的な香りが持続する時間」を基準に，トップ・ミドル・ベースを定義した．

アンジェリカ Angelica

セリ科

- 学　　名：*Angelica archangelica*
- 主な産地：イギリス，オランダ，中国，ベルギー
- 抽出方法：水蒸気蒸留法
- 抽出部位：根，種子
- Cas No.：8015-64-3
- 性　　状：色：明黄色　引火点：43～45℃
  　　　　　比重（20℃）：0.84～0.88
  　　　　　施光度（20℃）：―
  　　　　　屈折率（20℃）：1.471～1.487

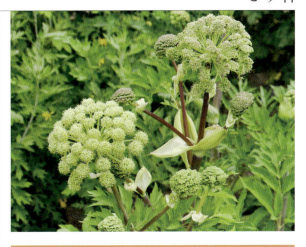

成分

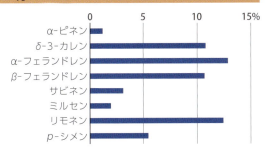

- α-ピネン
- δ-3-カレン
- α-フェランドレン
- β-フェランドレン
- サビネン
- ミルセン
- リモネン
- p-シメン

植物の特徴

　欧州やシベリアなど寒冷な山地に自生する二年生草本植物．草丈は1～2mで初夏に，緑がかった白色の花を球形の散形花序に咲かせる．寒さに強く冷涼な場所で生育．全草に甘味，苦味と強い芳香がある．名前はラテン語で「天使」を意味する「angelicus」に由来．

薬理作用

去痰，駆風，健胃，抗痙攣，抗菌，鎮咳，鎮痙，鎮痛，通経，発汗，利胆

香り

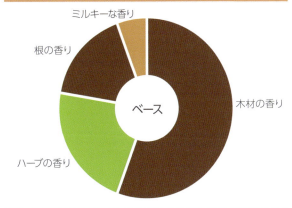

- ミルキーな香り
- 根の香り
- 木材の香り
- ハーブの香り
- ベース

抗菌スペクトル

大腸菌 ND / 黄色ブドウ球菌 ND / 緑膿菌 ND / サルモネラ菌 ND / 白癬菌 ND / カンジダ ND

適応疾患

- 精神神経系：神経疲労，ストレス，頭痛，神経緊張
- 呼吸器系：喘息，慢性呼吸器疾患，風邪
- 消化器系：食欲不振，拒食症，慢性胃炎，消化不良，便秘
- 婦人科系：月経困難，生理不順，月経前緊張症

心理的な効果

心をやわらげ穏やかにし，トラウマや怒りを経験する前の記憶をよみがえらせ解放へ導く．

エビデンスデータ

　レビー小体型痴呆あるいは前頭側頭葉変性症痴呆の患者20人に，1日3gのフェルガードを4週間飲ませたところ，感情的や行動的な症状が一定であったと日本のKimuraらが報告している[1]．また，習慣的にアルコールを摂取し，肝臓に異常が認められる82人に対して，*Angelica keiskei koidzumi*（AKE）の効果をNohらが調べた．特にアルコールの摂取量が多い43人のうち19人に12週間にわたりAKEを投与したところ，投与しなかった24人と比べて，γ-GTPの値が低く，肝機能が改善する可能性が示された[2]．

[1] T. Kimura, H. Hayashida, M. Murata, J. Takamatsu：*Geriatr. Gerontol. Int.*, 11 (3), p. 309-314 (2011). 2) H.-M. Noh, E.-M. Ahn, J.-M. Yun, B.-L. Cho, Y.-J. Paek：*J. Med. Food.*, 18 (2), p. 166-172 (2015).]

健康有害性

- 皮膚刺激
- 皮膚感作
- 呼吸器刺激
- 光毒性
- 子宮収縮

イランイラン Ylang-Ylang　バンレイシ科

- 学　名：Cananga odorata　var. genuina
- 主な産地：コモロ，マダガスカル，レユニオン
- 抽出方法：水蒸気蒸留法
- 抽出部位：花
- Cas No.：8006-81-3
- 性　状：色：淡黄色　引火点：78～110℃
　　　　　比重（20℃）：0.920～0.950
　　　　　施光度（20℃）：－50°～－30°
　　　　　屈折率（20℃）：1.495～1.513

成　分

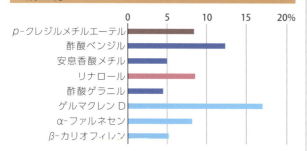

成分：p-クレジルメチルエーテル，酢酸ベンジル，安息香酸メチル，リナロール，酢酸ゲラニル，ゲルマクレンD，α-ファルネセン，β-カリオフィレン

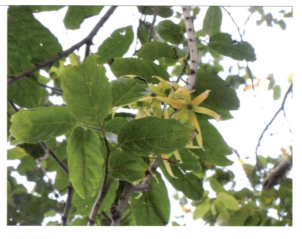

植物の特徴

東南アジアやオセアニアの熱帯原産．樹高は 12 m ほど，葉は 8～10 cm で細長く，表面はなめらかで薄い．花は直径 6 cm ほどで花弁は細長くカールしており，最初は緑色で徐々に黄色となり芳香が強くなる．精油収量が多く「貧乏人のジャスミン」とも呼ばれる．

薬理作用

強壮，血圧降下，抗うつ，抗痙攣，抗真菌，殺菌，催淫，鎮静，鎮痛

香　り

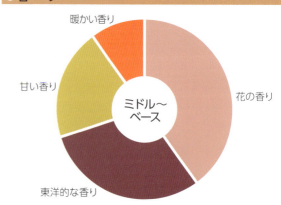

暖かい香り／甘い香り／花の香り／東洋的な香り　ミドル～ベース

抗菌スペクトル

大腸菌＋／黄色ブドウ球菌＋＋／緑膿菌－／サルモネラ菌－／白癬菌＋／カンジダ＋

適応疾患

- 精神神経系：うつ病，不眠症，不感症，ストレス，不安障害
- 循環器系：高血圧，動悸，過呼吸，頻脈
- 婦人科系：更年期障害，月経前緊張症

心理的な効果

性的エネルギーに影響．己に対する卑下，怒りの鎮静．心の平穏化．自己愛，自信，喜び，平和の感覚．

エビデンスデータ

高血圧症患者83名を精油吸入群（ラベンダー：イランイラン：マジョラム：ネロリ＝20：15：10：2），人工香料吸入群，非介入群の3群に分け，24時間自由行動下血圧・唾液コルチゾール値の測定を行なった．精油吸入群の日中血圧は収縮期，拡張期とも他の群に比べ有意に低下した．夜間血圧は収縮期のみ有意に低下した．唾液コルチゾール値は有意に低下し，精油吸入による即効的かつ持続的なストレス軽減，血圧降下作用が示された．

[I.-H. Kim, C. Kim, K. Seong, M.-H. Hur, H. M. Lim, M. S. Lee：*Evid. Based Complement. Alternat. Med.*, **2012**, ID 984203, p.9 (2012).]

健康有害性

皮膚刺激／皮膚感作／眼刺激／呼吸器刺激／子宮収縮

オレンジ（スイート）Orange (sweet)　　　ミカン科

- 学　　名：*Citrus sinensis*
- 主な産地：ブラジル，米国，メキシコ
- 抽出方法：圧搾法
- 抽出部位：果皮
- Cas No.：8028-48-6
- 性　　状：色：明黄色～橙色　引火点：46～55℃
　　　　　 比重（20℃）：0.835～0.855
　　　　　 施光度（20℃）：+95°～+115°
　　　　　 屈折率（20℃）：1.460～1.485

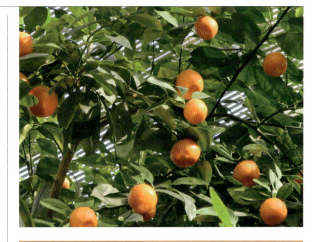

● 成　分

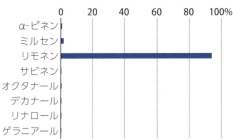

- α-ピネン
- ミルセン
- リモネン
- サビネン
- オクタナール
- デカナール
- リナロール
- ゲラニアール

● 植物の特徴

インド原産の常緑小高木．日本には明治時代に渡来．現在は米国やメキシコ，ブラジル，南欧で栽培され，日本ではカリフォルニア原産のネーブルオレンジ，バレンシアオレンジが多い．葉は10 cmほどで光沢をもち，白い花を咲かせ，8～10 cmの橙色の果実がなる．

● 薬理作用

強壮，去痰，駆風，抗うつ，抗炎症，抗痙攣，殺菌，消化，鎮静，皮膚軟化

● 抗菌スペクトル

大腸菌－／黄色ブドウ球菌＋／緑膿菌－／サルモネラ菌－／白癬菌＋／カンジダ＋＋

● 適応疾患

- 精神神経系：不眠症，心身症，うつ病，ストレス，喫煙欲求，認知症（鎮静効果）
- 循環器系：浮腫・腹水，高血圧，動悸
- 呼吸器系：気管支炎，風邪，インフルエンザ
- 消化器系：便秘，慢性の下痢，消化不良

その他：緩和ケア，ゴキブリ忌避・致死，イエバエの殺虫

● 香　り

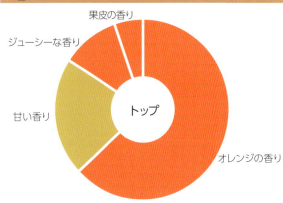

果皮の香り／ジューシーな香り／甘い香り／オレンジの香り／トップ

● 心理的な効果

気持ちの高揚．うつ状態や緊張，ストレスを払い去る．

● エビデンスデータ

　28人のボランティアを7人ずつ4群に分け，ニキビの改善効果を調べた．それぞれの群に（1）抗菌作用がある精油，（2）角質溶解性の薬物，（3）酢酸に混ぜたオレンジとスイートバジルの精油，（4）酢酸に混ぜた角質溶解性の薬物をゲル化した製剤をそれぞれ8週間毎日塗布した．その結果すべての群でニキビが改善されたが，（3）の群が75％の改善と最も結果が良かった．また，熱感や発赤などの副作用は，数分で消える程度であった．
[G. Matiz, M. R. Osorio, F. Camacho, M. Atencia, J. Herazo：*Biomedica*, 32 (1), p. 125-133 (2012).]

● 健康有害性

皮膚刺激　皮膚感作　呼吸器刺激　光毒性

カモミール（ジャーマン）Chamomile (German)　　キク科

- 学　　名：*Matricaria recutita*
- 主な産地：エジプト，ドイツ，ハンガリー，フランス
- 抽出方法：水蒸気蒸留法
- 抽出部位：花
- Cas No.：8002-66-2
- 性　　状：色：濃青色　引火点：＞100℃
  比重（20℃）：0.890～0.960
  施光度（20℃）：—
  屈折率（20℃）：1.480～1.510

成　分

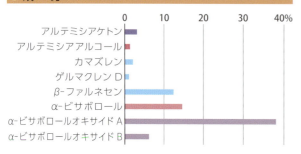

- アルテミシアケトン
- アルテミシアアルコール
- カマズレン
- ゲルマクレン D
- β-ファルネセン
- α-ビサボロール
- α-ビサボロールオキサイド A
- α-ビサボロールオキサイド B

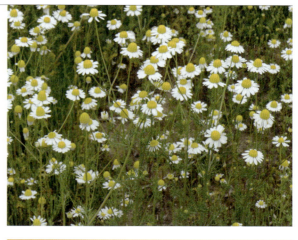

植物の特徴

欧州から西アジアにかけて自生する多年生草本植物．草丈は 60 cm ほどで，葉は羽状複葉であり，春先に花を咲かせる．名前はギリシャ語で「大地のリンゴ」を意味する「カマイメーロン」が由来．日本には江戸時代に渡来，日本薬局方に第 7 改正（1962 年）まで収載．

薬理作用

駆風，抗炎症，抗痙攣，鎮静，通経，免疫賦活，癒傷

香　り

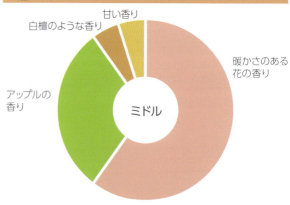

- 暖かさのある花の香り
- 甘い香り
- 白檀のような香り
- アップルの香り
- ミドル

抗菌スペクトル

大腸菌－/ 黄色ブドウ球菌＋/ 緑膿菌 ND /
サルモネラ菌 ND / 白癬菌＋/ カンジダ＋

適応疾患

- 筋骨格系：筋肉痙攣（平滑筋），捻挫，打撲，筋肉痛，関節炎
- 呼吸器系：鼻づまりによる呼吸困難，喉の痛み
- 消化器系：胃腸炎，腹痛，消化不良，嘔吐
- 婦人科系：月経痛，月経困難症，更年期障害
- 皮膚科系：アトピー性皮膚炎，接触性皮膚炎を含む湿疹，皮膚炎，外傷

その他：イエバエの殺虫

心理的な効果

怒りの鎮静化．過去の感情を解放．心を和らげすっきりさせる．

エビデンスデータ

特になし．

健康有害性

呼吸器刺激

カモミール（ローマン）Chamomile (Roman)　　　キク科

- **学　名**：*Anthemis nobilis*
- **主な産地**：アルゼンチン，フランス，モロッコ
- **抽出方法**：水蒸気蒸留法
- **抽出部位**：花
- **Cas No.**：8015-92-7
- **性　状**：色：明黄色　引火点：50～59℃
  　　　　　比重（20℃）：0.852～0.899
  　　　　　施光度（20℃）：－2°～＋6°
  　　　　　屈折率（20℃）：1.455～1.475

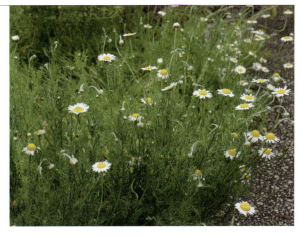

成　分

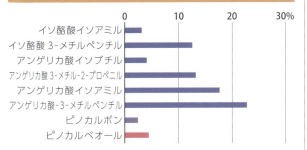

- イソ酪酸イソアミル
- イソ酪酸3-メチルペンチル
- アンゲリカ酸イソブチル
- アンゲリカ酸3-メチル-2-プロペニル
- アンゲリカ酸イソアミル
- アンゲリカ-3-メチルペンチル
- ピノカルボン
- ピノカルベオール

植物の特徴

　欧州原産の多年生草本植物．草丈は30 cmほどで，花部は中央部（筒状花）が黄色，縁部（舌状花）が白色のものと，白い縁部を多数もつ八重のものがある．葉は線形で羽のようにつく．カモミール（ジャーマン）と違い，花床の部分が空洞になっている．

薬理作用

駆風，解熱，去痰，抗炎症，抗痙攣，制吐，鎮静，通経

抗菌スペクトル

大腸菌＋/ 黄色ブドウ球菌＋/ 緑膿菌ND /
サルモネラ菌－/ 白癬菌－/ カンジダ＋

香　り

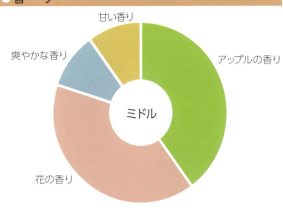

適応疾患

- 精神神経系：不眠症，心身症，うつ病，過緊張，頭痛，歯痛
- 筋骨格系：筋肉痙攣，捻挫，打撲，筋肉痛，関節炎，リウマチ
- 呼吸器系：鼻づまりによる呼吸困難，喘息，花粉症，アレルギー性鼻炎
- 消化器系：便秘，吐き気・嘔吐，腹痛，消化不良

その他：緩和ケア

心理的な効果

緊張や神経の昂りを鎮め，心を穏やかにする．

エビデンスデータ

　13人の健常女性にラベンダー，カモミール，サンダルウッドの精油とオイゲノールを吸入させ，官能評価と脳波測定を行った．香りを心地よいと感じたラベンダー，カモミール，オイゲノール吸入後の脳波は，頭頂および後方側頭部のα1活性が減少したが，不快と感じたサンダルウッド吸入後の脳波に変化はみられなかった．
［R. Masago, T. Matsuda, Y. Kikuchi, Y. Miyazaki, K. Iwanaga, H. Harada, T. Katsuura: *J. Physiol. Anthropol. Appl. Human Sci.*, **19** (1), p. 35-42 (2000).］

健康有害性

カユプテ Cajeput

フトモモ科

- 学　名：*Melaleuca cajeputi*
- 主な産地：インドネシア, オーストラリア, ニューカレドニア
- 抽出方法：水蒸気蒸留法
- 抽出部位：葉, 枝
- Cas No.：8008-98-8
- 性　状：色：無色〜淡黄色　引火点：48〜50℃
  比重（20℃）：0.895〜0.923
  施光度（20℃）：−4°〜＋4°
  屈折率（20℃）：1.460〜1.484

成　分

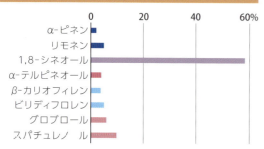

植物の特徴

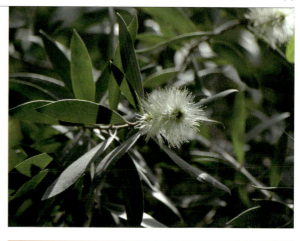

オーストラリア原産の常緑樹. 木の幹は褐色を帯びた灰白色. 葉は5〜7cmで細長く, 夏に針のような白色の花が集まったブラシ状の花序を枝の先につける. 葉に芳香成分を豊富にもち, ユーカリより香りが穏やかである.

薬理作用

去痰, 駆風, 抗ウイルス, 抗炎症, 抗痙攣, 抗真菌, 抗リウマチ, 殺菌, 制吐, 鎮咳

抗菌スペクトル

大腸菌＋＋ / 黄色ブドウ球菌＋ / 緑膿菌− /
サルモネラ菌＋ / 白癬菌− / カンジダ＋

適応疾患

- 筋骨格系：関節炎, リウマチ, 神経痛, 痛風, 坐骨神経痛, 腰痛, 筋肉のこり
- 呼吸器系：喘息, 鼻炎, 喉の痛み, 風邪, 咳, インフルエンザ
- 消化器系：大腸炎

香　り

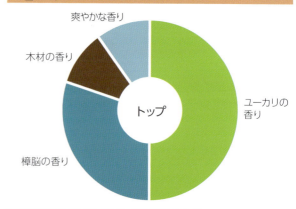

心理的な効果

気持ちを安定化させ, 活性化する. 集中力を高める.

エビデンスデータ

特になし.

健康有害性

カルダモン Cardamon　　　　ショウガ科

- 学　名：*Elettaria cardamomum*
- 主な産地：インド，カンボジア，グアテマラ，スリランカ
- 抽出方法：水蒸気蒸留法
- 抽出部位：種子
- Cas No.：8000-66-6
- 性　状：色：無色～淡黄色　引火点：55～58℃
  比重（20℃）：0.919～0.946
  施光度（20℃）：+22°～+41°
  屈折率（20℃）：1.462～1.470

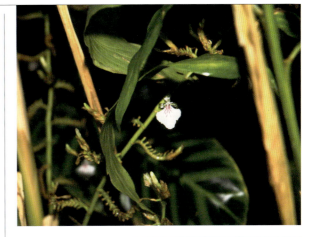

成　分

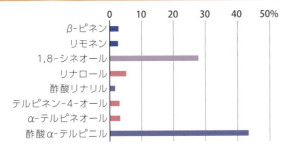

- β-ピネン
- リモネン
- 1,8-シネオール
- リナロール
- 酢酸リナリル
- テルピネン-4-オール
- α-テルピネオール
- 酢酸α-テルピニル

植物の特徴

インド，スリランカ，インドシナ半島を原産とする多年生の草本植物．直立または下垂する総状花序に紫色の脈の入った唇弁をもった白い花をつける．葉は細長く，先端が先細り，下の面は柔毛で覆われている．果実は緑色で長楕円形，種子が多く入り，芳香がある．

薬理作用

強壮，去痰，駆風，健胃，催淫，制吐，発汗

香　り

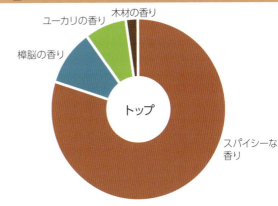

- ユーカリの香り
- 木材の香り
- 樟脳の香り
- トップ
- スパイシーな香り

抗菌スペクトル

大腸菌－ / 黄色ブドウ球菌－ / 緑膿菌 ND /
サルモネラ菌－ / 白癬菌 ND / カンジダ＋＋

適応疾患

- 精神神経系：神経疲労，うつ病，不安障害
- 呼吸器系：慢性気管支炎，鼻づまり，風邪（悪寒）
- 消化器系：大腸炎，胃腸炎，消化不良，摂食障害，胸やけ，嘔吐，腹痛

心理的な効果

気分の高揚．リフレッシュ．元気づける．不安感を取り除く．リラックス．

エビデンスデータ

特になし．

健康有害性

 皮膚刺激　 皮膚感作　眼刺激

カンファー Camphor

クスノキ科

- 学　　名：*Cinnamomum camphora*
- 主な産地：インドネシア，台湾，中国，日本
- 抽出方法：水蒸気蒸留法
- 抽出部位：木部，葉
- Cas No.：8008-51-3
- 性　　状：色：淡黄色　引火点：43～47℃
  比重（20℃）：0.870～0.948
  施光度（20℃）：+15°～+30°
  屈折率（20℃）：1.475～1.485

成　分

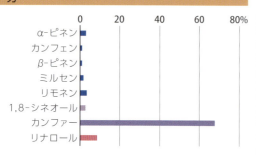

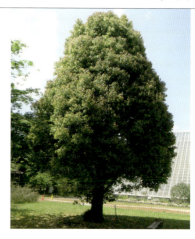

植物の特徴

常緑高木．葉は5cmほどの卵形で，クチクラ層で覆われ光沢がある．葉脈は主脈と2本の明瞭な側脈のある三行脈．春に新芽から新しい葉が開くと古い葉は落ちる．5～6月に淡い黄緑色の小さい花が咲き，秋に直径7～8mmの球形の果実が紫黒色に熟す．つんとした芳香成分を豊富に含む．

薬理作用

去痰，抗炎症，抗痙攣，抗関節炎，殺菌，消炎，抗リウマチ，鎮静，鎮咳

香　り

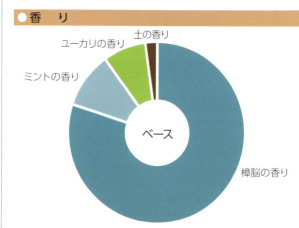

抗菌スペクトル

大腸菌＋ / 黄色ブドウ球菌＋＋ / 緑膿菌ND / サルモネラ菌ND / 白癬菌ND / カンジダ＋＋

適応疾患

- 精神神経系：頭痛，めまい
- 筋骨格系：関節炎，筋肉痛，リウマチ，捻挫，肩こり
- 呼吸器系：気管支炎，風邪，咳，インフルエンザ
その他：虫除け

心理的な効果

頭をすっきりさせる．明快化．気つけ薬のように感覚の活性化．

エビデンスデータ

起立性低血圧に対する効果を，新鮮なベリー系抽出液とカンファーを混ぜたものを24人の患者に経口投与し，検討した．立ち上がって1分後の血圧低下は，摂取した量に応じて抑えられた．
[G.G. Belz, R. Butzer, W. Gaus, D. Loew：*Phytomedicine*, 9 (7), p. 581-588 (2002).]

健康有害性

経口毒性　皮膚刺激　皮膚感作　呼吸器刺激

クラリセージ Clary Sage　　　シソ科

- 学　名：*Salvia sclarea*
- 主な産地：ウクライナ，フランス，モロッコ，ロシア
- 抽出方法：水蒸気蒸留法
- 抽出部位：全草
- Cas No.：8016-63-5
- 性　状：色：黄色　引火点：85～88℃
  比重（20℃）：0.886～0.929
  施光度（20℃）：−30°～0°
  屈折率（20℃）：1.455～1.473

● 成　分

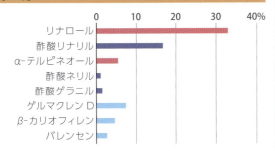

● 植物の特徴

欧州原産の二年生草本植物．耐寒性がある．紫色の細長い穂状花序の花が散ったあとにがくが残る．葉は 20 cm ほどにもなり，先の尖った卵形で，無数のしわがあり，強い芳香をもつ．茎は少し赤みがかり，草丈 60 cm ほどになる．学名 *sclarea* はギリシャ語で「固さ」を意味する「スケリア」からきており，尖った花弁からついた．

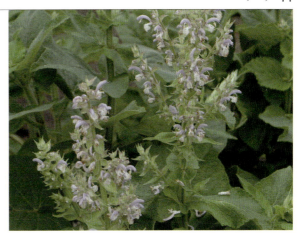

● 薬理作用

健胃，抗痙攣，抗炎症，抗うつ，殺菌，鎮咳，鎮痙，鎮静，通経，皮膚軟化

● 抗菌スペクトル

大腸菌− / 黄色ブドウ球菌＋ / 緑膿菌− /
サルモネラ菌− / 白癬菌＋ / カンジダ−

● 適応疾患

- 精神神経系：うつ病，不眠症，不安障害，ストレス，頭痛
- 呼吸器系：喘息，咽頭炎・喉頭炎
- 婦人科系：更年期障害（ほてり・発汗），月経不順，月経前緊張症，月経困難症

● 香　り

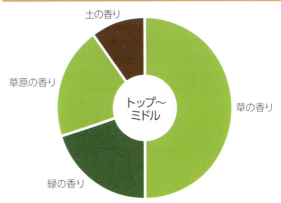

● 心理的な効果

ホルモンバランス，不眠症，月経前症候群からの不安の軽減．夢想への力を高め，心を強壮する．リラックス．

● エビデンスデータ

閉経後の女性を対象に，うつ様の症状に対するクラリセージオイルの効果を試した．香りをかいだ結果，血中のコルチゾールの量は有意に低下し，5−ヒドロキシトリプタミンの量は増加し，うつ様症状の改善に役立つ可能性が示唆された．
[K.-B. Lee, E. Cho, Y.-S. Kang：*Phytotherapy Research*, 28 (11), p. 1599-1605 (2014).]

● 健康有害性

皮膚刺激　皮膚感作　眼刺激　子宮収縮　女性ホルモン

グレープフルーツ Grapefruit

ミカン科

- 学　名：*Citrus paradisi*
- 主な産地：イスラエル，ブラジル，米国
- 抽出方法：圧搾法
- 抽出部位：果皮
- Cas No.：8016-20-4
- 性　状：色：緑黄色　引火点：43～55℃
  比重（20℃）：0.835～0.860
  施光度（20℃）：＋90°～＋120°
  屈折率（20℃）：1.465～1.480

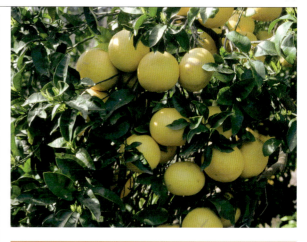

成　分

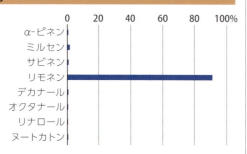

植物の特徴

アジア原産の常緑樹．樹高5～6mで葉は15cmほどで細長く，クチクラ層が発達，なめらかで光っている．花は5cmほどで，4枚の白い花弁をもっている．1750年代に西インド諸島のバルバドスで最初に発見された．ブンタン（pummelo, *C. maxima*）とオレンジの自然交配によるとされる．

薬理作用

駆風，殺菌，利尿

香　り

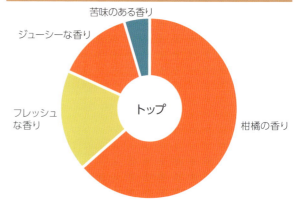

抗菌スペクトル

大腸菌− / 黄色ブドウ球菌＋ / 緑膿菌＋ /
サルモネラ菌− / 白癬菌＋ / カンジダ＋＋

適応疾患

- 精神神経系：うつ病，神経疲労，ストレス，頭痛
- 筋骨格系：運動前の筋肉痙攣，前腕・手指における筋弛緩，筋肉疲労
- 循環器系：冷え症，浮腫，腹水，肥満，セルライト
- 消化器系：吐き気・嘔吐，食欲促進

その他：イエバエの殺虫，緩和ケア

心理的な効果

リフレッシュ．躁うつ状態の安定．摂食依存からの解放．気分の爽快化．

エビデンスデータ

アタマジラミがいる2～9歳の20人の子どもに，グレープフルーツの抽出物が入ったシャンプーを用いたところ，シャンプーを付けて10分間おいておくだけで，多くのシラミが死んだ．
[F. Abdel-Ghaffar, M. Semmler, K. Al-Rasheid, S. Klimpel, H. Mehlhorn：*Parasitol. Res.*, 106 (2), p.445 (2010).]

健康有害性

皮膚刺激　皮膚感作　呼吸器刺激　光毒性

クローブ・バッド Clove・Bud

フトモモ科

- 学　名：Eugenia caryophyllata
- 主な産地：インド, インドネシア, ブラジル, マダガスカル
- 抽出方法：水蒸気蒸留法
- 抽出部位：蕾
- Cas No.：8000-34-8
- 性　状：色：黄色　引火点：＞100℃
　　　　　比重（20℃）：1.040〜1.068
　　　　　施光度（20℃）：−1.5°〜0°
　　　　　屈折率（20℃）：1.527〜1.537

成分

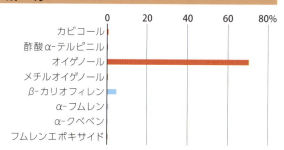

カビコール
酢酸α-テルピニル
オイゲノール
メチルオイゲノール
β-カリオフィレン
α-フムレン
α-クベベン
フムレンエポキサイド

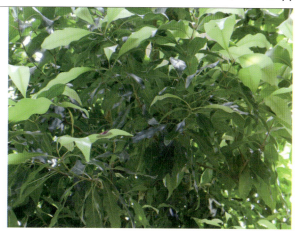

植物の特徴

インドネシアのモルッカ諸島が原産の中高木で, 熱帯多雨地域に自生する常緑樹. 樹高は10ｍほどに生長する. 花蕾は釘に似た形で, 中国では「釘」と同義の「丁」の字を使って丁子, 仏語でも釘を意味する「clou」と呼ばれ, 英語の「clove」の語源. 非常に強い香気をもち, 百里香ともいわれる.

薬理作用

駆風, 抗ウイルス, 抗炎症, 抗菌, 抗真菌, 抗酸化, 抗リウマチ, 抗関節炎, 制吐, 鎮痛, 発赤, 発汗

香り

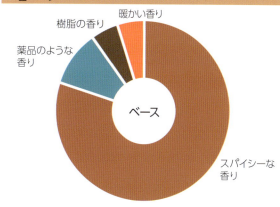

樹脂の香り
暖かい香り
薬品のような香り
ベース
スパイシーな香り

抗菌スペクトル

大腸菌＋＋／黄色ブドウ球菌＋＋／緑膿菌＋＋／サルモネラ菌＋＋／白癬菌＋＋＋／カンジダ＋＋＋

適応疾患

・筋骨格系：関節炎, リウマチ
・呼吸器系：インフルエンザ, 風邪, 気管支炎, 喘息
・消化器系：歯痛, 食欲不振, 吐き気
その他：マダニ（幼虫）の忌避

心理的な効果

精神を腑活化. 自意識の強化.
記憶力を高める.

エビデンスデータ

特になし.

健康有害性

皮膚刺激　皮膚感作　眼刺激　呼吸器刺激　子宮収縮　抗凝固

クロモジ Kuromoji　　　クスノキ科

- 学　名：Lindera umbellata
- 主な産地：日本
- 抽出方法：水蒸気蒸留法
- 抽出部位：枝葉
- Cas No.：―
- 性　状：色：淡黄色　引火点：62℃
  　　　　比重（20℃）：0.881
  　　　　施光度（20℃）：―
  　　　　屈折率（20℃）：1.467

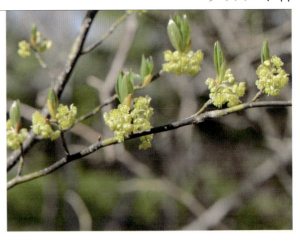

● 成　分

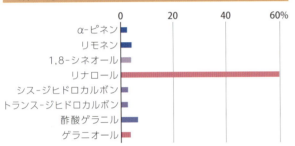

- α-ピネン
- リモネン
- 1,8-シネオール
- リナロール
- シス-ジヒドロカルボン
- トランス-ジヒドロカルボン
- 酢酸ゲラニル
- ゲラニオール

● 植物の特徴

日本の本州，四国，九州の低山や林斜面に自生する雌雄異株の落葉性の低木．樹高は2～3mで多数分枝．葉は深緑色でやや硬め，裏側が白く5～9cmの狭楕円形をしている．濃い緑色の樹皮に黒い斑点があることから名前がついた．樹皮を削ると芳香がある．

● 薬理作用

去痰，抗ウイルス，抗菌，抗酸化，免疫賦活，利尿

● 香　り

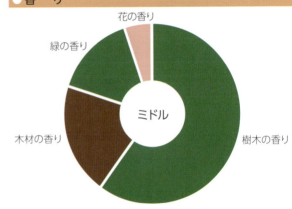

- 花の香り
- 緑の香り
- 木材の香り
- 樹木の香り
- ミドル

● 抗菌スペクトル

大腸菌 ND / 黄色ブドウ球菌 ND / 緑膿菌 ND / サルモネラ菌 ND / 白癬菌 ND / カンジダ＋＋

● 適応疾患

・精神神経系：不眠症，精神疲労
・筋骨格系：関節痛，筋肉痛，腰痛，肩こり
・循環器系：冷え性，浮腫
・呼吸器系：風邪，喘息
・皮膚科系：皮膚炎，虫刺され，白癬

● 心理的な効果

リラックスと疲労回復．安眠とリフレッシュ．孤独や悲しみを穏やかにする．

● エビデンスデータ

特になし．

● 健康有害性

皮膚刺激　皮膚感作　眼刺激

ゲットウ Shell Ginger　　　ショウガ科

- 学　名：*Alpinia zerumbet*
- 主な産地：インド，タイ，日本（沖縄），ラオス
- 抽出方法：水蒸気蒸留法
- 抽出部位：葉
- Cas No.：—
- 性　状：色：淡黄色　引火点：—
  比重（20℃）：0.865
  施光度（20℃）：—
  屈折率（20℃）：—

成　分

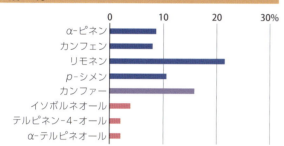

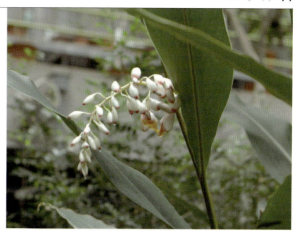

植物の特徴

　東インド原産，南米，アジア，オセアニアの熱帯から亜熱帯に分布する常緑多年生草本植物．日本では沖縄や九州南部に分布．地下茎から偽茎を出し，草丈は2mほど，楕円形で緑色，やや硬く光沢のある葉を互生につける．赤みのある白い蕾ができ，開くと大きな白い花を穂状花序に咲かせる．

薬理作用

向精神，抗不安，消臭，鎮静，防虫

香　り

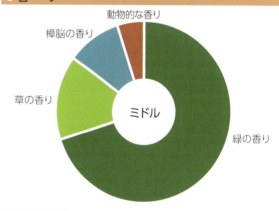

抗菌スペクトル

大腸菌 ND / 黄色ブドウ球菌 ND / 緑膿菌 ND / サルモネラ菌 ND / 白癬菌 ND / カンジダ ND

適応疾患

- 精神神経系：不安障害，ストレス
- 筋骨格系：筋肉痛，肩こり
- 呼吸器系：鼻炎，花粉症，風邪
- 消化器系：消化不良，胃痛，胃痙攣
- 婦人科系：月経痛，更年期障害

その他：虫除け

心理的な効果

頭をすっきりさせる．集中力や記憶力を高める．ストレスや不安からの解放．不眠からの解放．

エビデンスデータ

特になし．

健康有害性

皮膚刺激　皮膚感作　眼刺激　呼吸器刺激

コリアンダー・シード Coriander・Seed　　セリ科

- 学　名：*Coriandrum sativum*
- 主な産地：エジプト, ハンガリー, ポーランド, ロシア
- 抽出方法：水蒸気蒸留法
- 抽出部位：種子
- Cas No.：8008-52-4
- 性　状：色：無色　引火点：56～63℃
  比重（20℃）：0.863～0.875
  旋光度（20℃）：+7°～+13°
  屈折率（20℃）：1.462～1.472

成　分

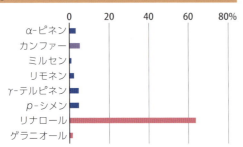

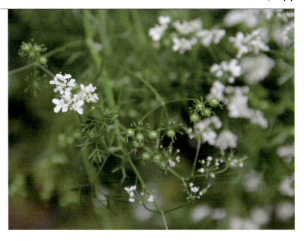

植物の特徴

中東原産の一年生草本植物．草丈は 50 cm ほどになる．茎の株には浅裂葉を，上部には深く細い切れ込みのある葉をつける．夏に花を咲かせ，褐色の果実（種子）をつける．葉や茎に独特の芳香があり，世界各地で香味野菜として食用されている．

薬理作用

健胃，駆風，利尿

香り

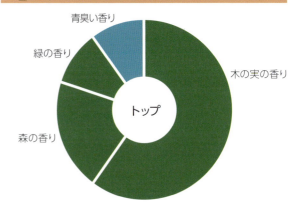

抗菌スペクトル

大腸菌＋＋ / 黄色ブドウ球菌＋＋ / 緑膿菌－ / サルモネラ菌＋ / 白癬菌＋ / カンジダ＋＋

適応疾患

- 精神神経系：精神疲労，偏頭痛
- 筋骨格系：筋肉疲労，関節炎，痛風，筋肉痛，冷え性，リウマチ，筋肉のこり
- 消化器系：拒食症，腹痛，吐き気・嘔吐，消化不良，便秘

心理的な効果

心を穏やかにする．情熱ともに，創造的な夢をみる人に力を与える．自信を勇気に変え安心感を持続．

エビデンスデータ

足の指の白癬菌感染（水虫）に対して，1日2回，6%のコリアンダーオイルを含む軟膏を14日間，あるいは28日間塗り続けた．その結果，28日後には臨床症状が有意に改善した．また，培養された菌の数も減少傾向にあり，90%近くの患者で真菌が検出されなかった．

［F.C. Beikert, Z. Anastasiadou, B. Fritzen, U. Frank, M. Augustin：*Dermatology*, 226 (1), p.47-51 (2013).］

健康有害性

皮膚刺激　皮膚感作　眼刺激　呼吸器刺激

サイプレス Cypress

ヒノキ科

- 学　名：*Cupressus sempervirens*
- 主な産地：スペイン，フランス，ブラジル，モロッコ
- 抽出方法：水蒸気蒸留法
- 抽出部位：葉
- Cas No.：8013-86-3
- 性　状：色：淡黄色　引火点：35～42℃
  　　　　比重（20℃）：0.852～0.896
  　　　　施光度（20℃）：+15°～+30°
  　　　　屈折率（20℃）：1.468～1.478

●成　分

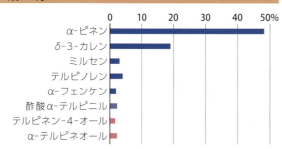

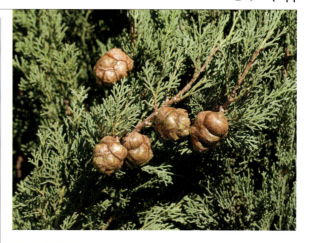

●植物の特徴

日本名をイトスギという常緑針葉樹で，樹形は円錐形．地中海地方に多く自生し，耐寒性である．木部は黄赤色で硬く，灰褐色の球果をつける．ギリシャでは庭園や墓地で親しまれ，キプロス島からその名がついたとされる．棺や十字架の材料で，死の場面とのつながりがある．

●薬理作用

去痰，抗痙攣，収斂，鎮咳，鎮痙，癒傷，利尿

●香　り

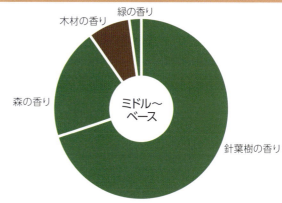

●抗菌スペクトル

大腸菌－/黄色ブドウ球菌＋/緑膿菌－/サルモネラ菌－/白癬菌－/カンジダ＋

●適応疾患

- 精神神経系：精神疲労
- 筋骨格系：筋肉痙攣，捻挫，打撲，筋違い，こむら返り
- 循環器系：静脈瘤，浮腫，冷え性
- 呼吸器系：喘息，気管支炎
- 婦人科系：月経前緊張症，月経困難症，更年期障害（ほてり・発汗）

●心理的な効果

感情的トラウマに作用し，心を静かに落ち着け，安全の感覚を再確認する．喪失感の緩和．呼吸とともに怒りの鎮静．

●エビデンスデータ

　肉体的作業（踏み台昇降運動），精神的作業（100マス計算），自然音鑑賞の前後に精油（イランイラン，オレンジ，ゼラニウム，サイプレス，ベルガモット，スペアミント，ジュニパー）の香りをかぎ官能評価を行い，作業の違いによる香りの印象の変化を調査した．肉体的作業後，サイプレスの香りは作業前より好印象に評価されたが，オレンジの香りは好ましくない印象に変化した．
[Y. Sugawara, Y. Hino, M. Kawasaki, C. Hara, K. Tamura, N. Sugimoto, U. Yamanishi, M. Miyauchi, T. Masujima, T. Aoki：*Chem. Senses*, 24 (4), p. 415-421(1999)]

●健康有害性

皮膚刺激　皮膚感作　眼刺激　呼吸器刺激

サンダルウッド Sandalwood　　ビャクダン科

- 学　　名：*Santalum album*
- 主な産地：インド，インドネシア，中国
- 抽出方法：水蒸気蒸留法
- 抽出部位：木部
- Cas No.：8006-87-9
- 性　　状：色：無色～黄色　引火点：>100℃
  　　　　　比重（20℃）：0.965～0.980
  　　　　　施光度（20℃）：－15°～－22°
  　　　　　屈折率（20℃）：1.500～1.510

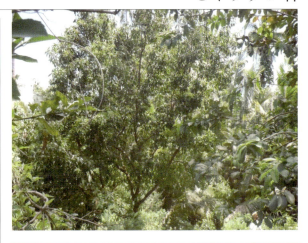

成　分

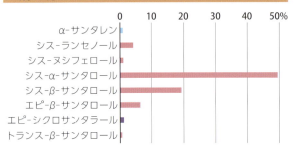

植物の特徴

インド原産で，オセアニアに自生する熱帯性常緑樹．樹高20mほどになり，40～60年で成熟．半寄生植物．雌雄異株．香木や香料のほか，家具，仏具や扇子の材料となる．絶滅が危惧され，インド政府によって伐採制限，輸出規制がなされている．

薬理作用

強心，去痰，抗うつ，抗カタル，抗関節炎，抗菌，抗真菌，抗痙攣，催眠，催淫，収斂，消化，制吐，鎮静，皮膚軟化，癒傷

抗菌スペクトル

大腸菌－ / 黄色ブドウ球菌＋＋＋ / 緑膿菌－ / サルモネラ菌－ / 白癬菌＋＋ / カンジダ＋

適応疾患

- 精神神経系：不眠症，過緊張，ストレス
- 呼吸器系：気管支炎，咽頭炎，喉の痛み
- 消化器系：腹痛，下痢，胃腸炎，吐き気
- 泌尿器系：膀胱炎，尿路系の感染症
- 婦人科系：月経困難症

香　り

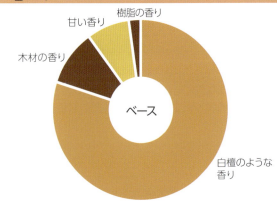

心理的な効果

神経の緊張と不安の緩和．気分の高揚より鎮静．熟睡感．崇高な意識がもて，瞑想へ入りやすい．

エビデンスデータ

中程度のニキビが顔にできた若い42人の患者が，サリチル酸とサンダルウッドオイルを含む皮膚洗浄剤や，部分トリートメント液などを8週間用いたところ，66％の患者が改善，19％がよく改善，4％がとてもよく改善と感じた．痛みや腫れはなかった．
[R. L. Moy, C. Levenson, J. J. So, J. A. Rock：*J. Drugs Dermatol.*, 11(12), p. 1403-1408 (2012).]

健康有害性

皮膚刺激　皮膚感作　眼刺激　呼吸器刺激

シダーウッド（アトラス）Cedarwood（Atlas）　マツ科

- 学　名：*Cedrus atlantica*
- 主な産地：フランス，モロッコ
- 抽出方法：水蒸気蒸留法
- 抽出部位：木部
- Cas No.：8023-85-6
- 性　状：色：黄色　引火点：＞100℃
  　　　　比重（20℃）：0.925〜0.940
  　　　　施光度（20℃）：＋65°〜＋90°
  　　　　屈折率（20℃）：1.506〜1.516

成　分

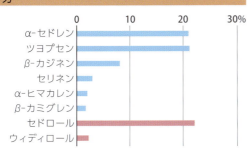

植物の特徴

　モロッコ原産の常緑針葉樹．樹高は30〜35mとなり，ときに40mを超えるものもある．幹の直径は1.5〜2mとなる．10〜25mmの針状の葉をつけ，10cmほどの松かさをつける．ホワイトシダーともいわれ，米国原産のヴァージニアシダー（レッドシダー *J. virginiana*）と区別される．

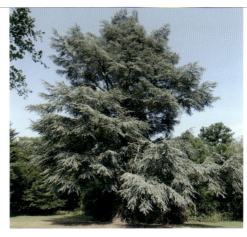

薬理作用

去痰，抗アレルギー，抗炎症，催淫，殺菌，鎮痙，鎮静，鎮咳，利尿

抗菌スペクトル

大腸菌－／黄色ブドウ球菌＋／緑膿菌－／サルモネラ菌－／白癬菌＋／カンジダ－

適応疾患

- 精神神経系：神経緊張，不安障害，ストレス，精神疲労，不眠症
- 呼吸器系：気管支炎
- 泌尿器系：腎炎，膀胱炎，尿路感染症

香　り

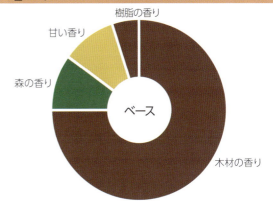

心理的な効果

怒り，ヒステリー，緊張感，心配，はやる心を落ちつかせる．
ショック状態や疎外感の中でも自分の意識を強く持ち定着させる．

エビデンスデータ

特になし．

健康有害性

シトロネラ Citronella

イネ科

- 学　　名：Cymbopogon nardus
- 主な産地：スリランカ
- 抽出方法：水蒸気蒸留法
- 抽出部位：葉
- Cas No.：8000-29-1
- 性　　状：色：明黄色　引火点：73～82℃
　　　　　比重（20℃）：0.880～0.897
　　　　　施光度（20℃）：−9°～＋18°
　　　　　屈折率（20℃）：1.465～1.475

成分

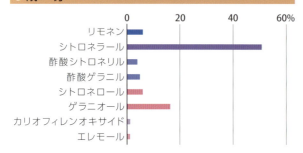

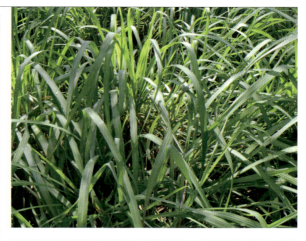

植物の特徴

　レモングラス（C. citratus）と同じオガルガヤ属の多年生草本植物．東南アジアやスリランカ，南米などに自生する．草丈は1mほどとなり，幅1cmほどの長細い葉をつける．全草に芳香をもち，虫除け，とくに蚊除けによく使われる．

薬理作用

抗うつ，殺菌，消炎，鎮痛，鎮静，防虫，消臭，発汗

香り

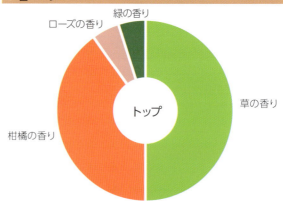

抗菌スペクトル

大腸菌＋＋／黄色ブドウ球菌＋＋／緑膿菌＋／
サルモネラ菌＋／白癬菌＋＋／カンジダ＋＋＋

適応疾患

- 精神神経系：頭痛，偏頭痛
- 筋骨格系：肩こり，腰痛，筋肉痛，神経痛
- 呼吸器系：風邪，インフルエンザ

その他：虫刺され，虫除け，ガの忌避，マダニの忌避，シラミの除去

心理的な効果

頭痛，疲労感，神経痛の回復．抗うつ効果．不安感，否定的な考えの固執をやわらげる．

エビデンスデータ

　小学校に通う103人の子どもに，アタマジラミに対する防虫剤として緩効性のシトロネラオイル製剤の効果を調べたところ，2カ月後には15.4％にシラミが見つかったが，コントロール群では55.1％に見つかっており，有意に減少した．4.4％の子どもは香りが嫌になり，1％の子どもはヒリヒリ感を訴えた．

[K.Y. Mumcuoglu, S. Magdassi, J. Miller, F. Ben-Ishai, G. Zentner, V. Helbin, F. Kahana, A. Ingber：IMAJ, 6 (12), p. 756-759 (2004).]

健康有害性

シナモン・リーフ Cinnamon・Leaf　　クスノキ科

- 学　　名：*Cinnamomum zeylanicum*
- 主な産地：インド，スリランカ，セイシェル，マダガスカル
- 抽出方法：水蒸気蒸留法
- 抽出部位：葉
- Cas No.：8015-91-6
- 性　　状：色：明茶色　引火点：＞100℃
  比重（20℃）：0.925～0.940
  施光度（20℃）：＋65°～＋90°
  屈折率（20℃）：1.506～1.516

● 成　分

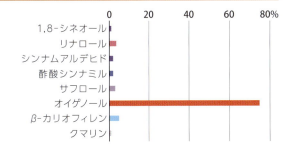

- 1,8-シネオール
- リナロール
- シンナムアルデヒド
- 酢酸シンナミル
- サフロール
- オイゲノール
- β-カリオフィレン
- クマリン

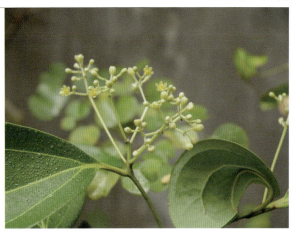

● 植物の特徴

　常緑樹．原産地は中国南部からベトナム付近とされ，熱帯各地で栽培されている．樹皮を薄くしたものや粉は独特の甘みと香りをもち，スパイスの王様と呼ばれる．葉，樹皮が生薬として使われる．古代エジプトでミイラの防腐剤として用いられたとされる．

● 薬理作用

去痰，解熱，抗痙攣，抗菌，抗真菌，食欲増進，鎮静，通経，発汗，発赤

● 香　り

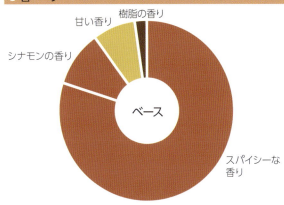

- 甘い香り
- 樹脂の香り
- シナモンの香り
- ベース
- スパイシーな香り

● 抗菌スペクトル

大腸菌＋＋/黄色ブドウ球菌＋＋＋/緑膿菌＋＋＋/サルモネラ菌＋＋/白癬菌＋＋＋/カンジダ＋＋＋

● 適応疾患

・循環器系：冷え性
・呼吸器系：風邪，インフルエンザ，感染症予防
・消化器系：消化不良，胃腸炎，下痢，吐き気・嘔吐，拒食症
・婦人科系：月経困難症

● 心理的な効果

孤立感を開放し活力と行動力を与える．気持ちを活気づける．

● エビデンスデータ

特になし．

● 健康有害性

経口毒性　皮膚刺激　皮膚感作　眼刺激　呼吸器刺激　変異原性　発がん性　肝臓毒性　抗凝固

ジャスミン Jasmine　　　モクセイ科

- 学　　名：*Jasminum grandiflorum*
- 主な産地：エジプト，中国，フランス，モロッコ
- 抽出方法：溶剤抽出法
- 抽出部位：花
- Cas No.：8022-96-6
- 性　　状：色：琥珀～赤茶色　引火点：80～92℃
　　　　　　比重（20℃）：0.940～0.980
　　　　　　施光度（20℃）：—
　　　　　　屈折率（20℃）：1.474～1.500

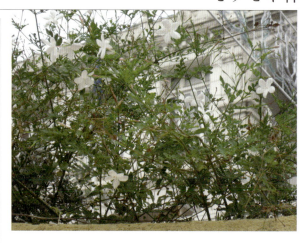

成　分

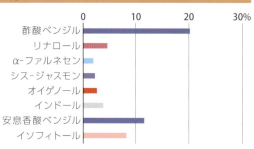

植物の特徴

落葉性のつる植物で6mほどに生長する．イラン，北インドが原産．葉は長く奇数羽状複葉で，小葉は卵状楕円形で，2～4対となる．直径3cmほどの白い花が枝先や上部の葉腋につき，甘い香りがする．欧州へは古代ペルシャから，日本へは中国を経て渡来した．

薬理作用

抗痙攣，高揚，刺激，鎮静，通経

香　り

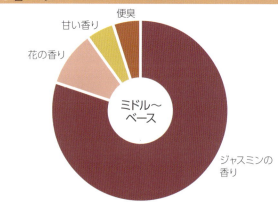

抗菌スペクトル

大腸菌 - / 黄色ブドウ球菌 ND / 緑膿菌 ND /
サルモネラ菌 - / 白癬菌 ND / カンジダ ND

適応疾患

- 精神神経系：神経疲労，うつ病，ストレス，産後うつ（マタニティーブルー）
- 筋骨格系：筋肉痛，捻挫
- 循環器系：高血圧
- 婦人科系：分娩遅延，月経困難症

心理的な効果

神経疲弊，失望感を刺激し気持ちの高揚．不安，無感動，ジレンマからの回復．感情のバランスを整える．愛情，歓喜，幸福感を高める．

エビデンスデータ

抗精神病薬を服用している患者では，副作用としてプロラクチンの上昇にともなう無月経がみられる．そこで，35人の女性の鼻腔内にジャスミン花エキスを滴下したところ，10人でプロラクチン濃度の低下が観察され，副作用軽減の可能性が示された．主な副作用として，鼻に一過性で軽い灼熱感がみられた．

[P. Finny, C. Stephen, R. Jacob, P. Tharyan, M. S. Seshadri：*Trop. Doct.*, **45** (2), p. 118-122 (2015).]

健康有害性

皮膚刺激　皮膚感作　子宮収縮

ジュニパー・ベリー Juniper・Berry　　　ヒノキ科

- 学　名：*Juniperus communis*
- 主な産地：イタリア，オーストリア，フランス，ロシア
- 抽出方法：水蒸気蒸留法
- 抽出部位：実（果実）
- Cas No.：8002-68-4
- 性　状：色：無色〜淡黄色　引火点：41〜43℃
  比重（20℃）：0.850〜0.875
  施光度（20℃）：−15°〜0°
  屈折率（20℃）：1.465〜1.490

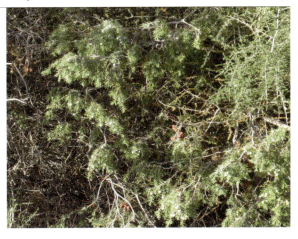

成　分

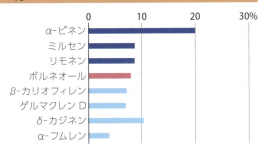

- α-ピネン
- ミルセン
- リモネン
- ボルネオール
- β-カリオフィレン
- ゲルマクレン D
- δ-カジネン
- α-フムレン

植物の特徴

　北米，欧州，アジアといった北半球の寒冷地に自生する常緑針葉樹．葉はらせん状につき，雌雄異体で，早春に風を利用して受粉する．球果は直径4〜12 mm の球形で，やや肉質の漿果状，最初は緑色，熟すと紫から黒色に変わる．鳥が種子を散布する．

薬理作用

健胃，抗炎症，抗菌，消毒，通経，利尿

香　り

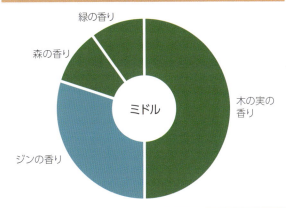

- 緑の香り
- 森の香り
- 木の実の香り
- ジンの香り
- ミドル

抗菌スペクトル

大腸菌＋／黄色ブドウ球菌＋／緑膿菌−／
サルモネラ菌＋／白癬菌−／カンジダ＋

適応疾患

- 筋骨格系：運動前の筋肉痙攣
- 循環器系：動悸，めまい，動脈硬化，肥満
- 泌尿器系：膀胱炎，腎盂腎炎，前立腺肥大
- 婦人科系：更年期障害（動悸・めまい），月経不順，無月経，月経困難症

心理的な効果

健康，愛，平和の感覚を高める．神経の明敏化，強化．否定的感情の浄化，清々しさ，冷静．

エビデンスデータ

　肉体的作業（踏み台昇降運動），精神的作業（100マス計算），自然音鑑賞の前後に精油（イランイラン，オレンジ，ゼラニウム，サイプレス，ベルガモット，スペアミント，ジュニパー）の香りをかぎ官能評価を行い，作業の違いによる香りの印象の変化を調査した．精神的作業後，ジュニパーの香りは作業前より好印象に評価された．一方，ゼラニウムとオレンジの香りは好ましくない印象に変化した．

［Y. Sugawara, Y. Hino, M. Kawasaki, C. Hara, K. Tamura, N. Sugimoto, U. Yamanishi, M. Miyauchi, T. Masujima, T. Aoki：*Chem. Senses*, 24 (4), p. 415-421(1999)］

健康有害性

皮膚刺激　皮膚感作　呼吸器刺激　堕胎（経口）

ジンジャー Ginger

ショウガ科

- 学　　名：*Zingiber officinale*
- 主な産地：インド，中国，マダガスカル
- 抽出方法：水蒸気蒸留法
- 抽出部位：根
- Cas No.：8007-08-7
- 性　　状：色：淡黄色　引火点：64～67℃
  比重（20℃）：0.868～0.883
  施光度（20℃）：－52°～－12°
  屈折率（20℃）：1.480～1.494

成　分

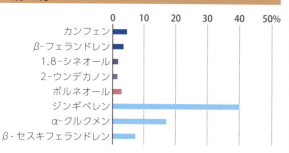

- カンフェン
- β-フェランドレン
- 1,8-シネオール
- 2-ウンデカノン
- ボルネオール
- ジンギベレン
- α-クルクメン
- β-セスキフェランドレン

薬理作用

去痰，血糖降下，抗ウイルス，抗炎症，抗潰瘍，催淫，消炎・鎮痛，鎮痙，通経，発汗，発赤，抗真菌

抗菌スペクトル

大腸菌＋／黄色ブドウ球菌＋／緑膿菌－／サルモネラ菌＋／白癬菌＋／カンジダ－

適応疾患

- 精神神経系：集中力低下，神経疲労
- 筋骨格系：筋肉疲労，筋肉痛，捻挫，関節炎，リウマチ
- 循環器系：浮腫，冷え性
- 呼吸器系：風邪の初期（悪寒・疲労），鼻炎，インフルエンザ
- 消化器系：便秘，腹痛，吐き気・嘔吐，乗り物酔い，食欲不振

植物の特徴

インド，熱帯アジアが原産とされる．日本へは2600年ほど前に東南アジアから呉（中国）を経て渡来した．地下茎があり地上には偽茎と葉が出る．花は根茎から別の茎として花茎を地上に出し，白く，中心部が黄色，赤色である．

香　り

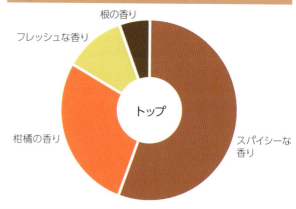

- 根の香り
- フレッシュな香り
- 柑橘の香り
- スパイシーな香り
- トップ

心理的な効果

身体的エネルギーを高め，勇気づける．体を温め，生命力，決断力を高める．

エビデンスデータ

247人の膝関節炎で中程度以上の痛みを感じる患者が6週間，痛み止めとともに，ジンジャー抽出物を1日2回摂取した．その結果，立ち上がった時の痛みが少なくなった患者が，コントロール群の50％に対し63％と多かった．歩いた後の痛みも少なくなった[1]．

手術後の気持ち悪さや吐き気の改善について，合計363人の患者を対象とした五つのトライアルをまとめて解析したところ，いずれもジンジャーを摂取した方がこれらの症状が少なくなった[2]．

［1）R. D. Altman, K. C. Marcussen：*Arthritis Rheum*., 44 (11), p. 2531-2538 (2001). 2) N. Chaiyakunapruk, N. Kitikannakorn, S. Nathisuwan, K. Leeprakobboon, C. Leelasettagool：*Am. J. Obstet. Gynecol*., 194 (1), p. 95-99 (2006).］

健康有害性

皮膚感作　呼吸器刺激

スギ Japanese Cedar　　　　　　　　　　　　　　　　　　　スギ科

- **学　名**：*Cryptomeria japonica*
- **主な産地**：日本
- **抽出方法**：水蒸気蒸留法
- **抽出部位**：葉
- **Cas No.**：—
- **性　状**：色：無色～淡黄色　引火点：41℃
  比重（20℃）：0.864
  施光度（20℃）：—
  屈折率（20℃）：—

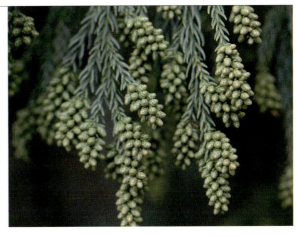

● 成　分

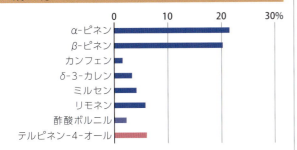

● 植物の特徴

日本固有の常緑針葉樹．本州以南，屋久島まで自生し，北海道では植林されている．葉の先は尖った針状で枝に密生している．樹皮は褐色，幹の樹皮は縦に裂ける．樹高は直立して50ｍほどになる．雄花と雌花があり，早春に開花する風媒花である．

● 薬理作用

抗ウイルス，抗菌，抗真菌，抗潰瘍，抗酸化，鎮静

● 香　り

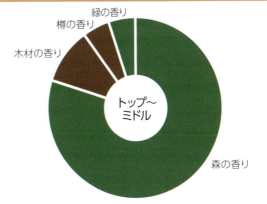

● 抗菌スペクトル

大腸菌＋／黄色ブドウ球菌－／緑膿菌 ND／
サルモネラ菌 ND／白癬菌 ND／カンジダ ND

● 適応疾患

・精神神経系：不眠症，不安障害
・呼吸器系：風邪，インフルエンザ
その他：虫除け

● 心理的な効果

森林浴効果．心のバランスがとれる．深呼吸とともに心の静けさ．自然や宇宙とのつながりへの意識を高める．

● エビデンスデータ

部屋の内壁にスギの木を使ったところ，ストレスマーカーであるだ液のα-アミラーゼ活性や血中クロモグラニン量の増加を抑えた．また，心地よい香りと感じさせた．スギから出てくる揮発性の物質の影響と考えられる．
[E. Matsubara：*Building and Environment*, **72**, p. 125-130 (2014).]

● 健康有害性

ゼラニウム Geranium

フウロソウ科

- 学　　名：*Pelargonium graveolens*
- 主な産地：インド，エジプト，中国，モロッコ，レユニオン
- 抽出方法：水蒸気蒸留法
- 抽出部位：葉，花
- Cas No.：8000-46-2
- 性　　状：色：黄色〜琥珀色　　引火点：74〜82℃
  比重（20℃）：0.882〜0.899
  施光度（20℃）：－18°〜－8°
  屈折率（20℃）：1.461〜1.469

成　分

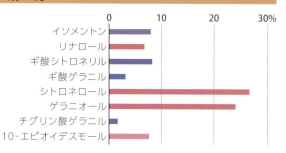

- イソメントン
- リナロール
- ギ酸シトロネリル
- ギ酸ゲラニル
- シトロネロール
- ゲラニオール
- チグリン酸ゲラニル
- 10-エピオイデスモール

植物の特徴

温帯から熱帯に自生する多年生草本植物．葉は掌状で鋸歯がある．花は茎の先につき，ピンク色．芳香が悪霊を払うとされ，家の周りに植えられた．学名にある「*pelargo*」はギリシャ語で「コウノトリ」を意味し，果実の突起がくちばしに似ていることに由来している．

薬理作用

抗酸化，降圧，抗炎症，抗菌，抗真菌，収斂，免疫賦活，癒傷，利尿

香　り

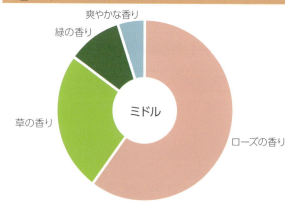

爽やかな香り／緑の香り／草の香り／ローズの香り／ミドル

抗菌スペクトル

大腸菌＋＋／黄色ブドウ球菌＋＋／緑膿菌＋＋／
サルモネラ菌＋／白癬菌＋＋＋／カンジダ＋＋＋

適応疾患

- 精神神経系：うつ病，不安障害，不眠症，心身症，ストレス
- 筋骨格系：運動前の筋肉痙攣，捻挫，打撲・筋違い
- 循環器系：静脈瘤，浮腫，冷え性
- 泌尿器系：胆石
- 婦人科系：月経前緊張症，更年期障害
- 皮膚科系：外傷，皮膚炎

心理的な効果

否定したい記憶からの解放，神経の高ぶりからストレスを軽減，感情のバランスがとれる．女性的な感覚と関わり．感受性を高める．リラックス．

エビデンスデータ

遺伝性で鼻血が出やすい20人の患者にゼラニウムオイルで約6カ月間処置したところ，75％の患者は改善したと感じた．半分以上の患者が10点満点の満足度で10点とし，鼻血の程度も改善していた[1]．

クローブ，ラベンダーやゼラニウムから抽出されたハーブ液（Lamigex®）を12時間おきに3滴．外耳への滴下を1週間続けた35人の急性外耳炎の患者は，抗生物質と同様にさまざまな症状が改善した．見た目のひどさも大きく改善した[2]．

[1] C. A. Merlo, D. D. Reh, K. Hur：*Laryngoscope*, **123** (4), p. 820-822 (2013)． 2) Y. Panahi, A. Akhavan, A. Sahebkar, S. M. Hosseini, M. Taghizadeh, H. Akbari, M. R. Sharif, S. Imani：*J. Microbiol., Immunol. Infect.*, **47** (3), p. 211-216 (2014).］

健康有害性

皮膚刺激／皮膚感作／眼刺激／呼吸器刺激／子宮収縮

タイム Thyme

シソ科

- 学　名：*Thymus vulgaris*
- 主な産地：スペイン，フランス，モロッコ
- 抽出方法：水蒸気蒸留法
- 抽出部位：全草
- Cas No.：8007-46-3
- 性　状：色：黄赤色　引火点：55〜60℃
  比重（20℃）：0.880〜0.939
  旋光度（20℃）：−3°〜＋1°
  屈折率（20℃）：1.485〜1.507

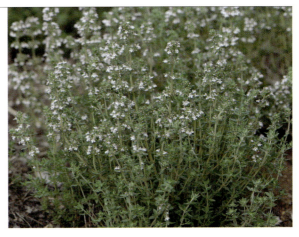

成　分

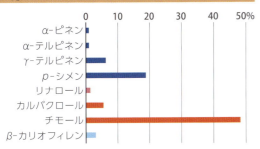

植物の特徴

南欧原産の樹高 40 cm ほどの常緑小低木．ケモタイプを多くもつ．葉は 4〜20 mm の卵形．花は頂部末端に集中し，白，紫，ピンク色などの花冠をつける．全草に芳香をもち，名前はギリシャ語で「香らせる」を意味する「チュモス」に由来．

薬理作用

去痰，抗炎症，抗菌，抗痙攣，抗真菌，殺菌，鎮咳，発汗，発赤

香　り

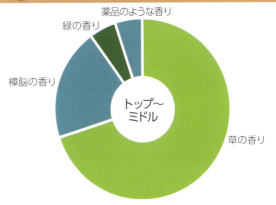

抗菌スペクトル

大腸菌＋＋＋／黄色ブドウ球菌＋＋＋／緑膿菌＋＋／サルモネラ菌＋＋＋／白癬菌＋＋＋／カンジダ＋＋＋

適応疾患

- 筋骨格系：関節炎，坐骨神経痛，筋肉痛，リウマチ，痛風
- 循環器系：低血圧，冷え性，浮腫
- 呼吸器系：鼻づまりによる呼吸困難，風邪，鼻炎，咽頭炎，喘息，扁桃腺炎
- 消化器系：消化不良，下痢

その他：シラミの除去

心理的な効果

病後の疲労回復．ゼラニウムよりも男性的な強さを感じさせる．士気を高め，活力向上．

エビデンスデータ

気管支炎の患者に，1日5回タイム液の抽出物とサクラソウ根のチンキを口腔内に滴下すると，症状が大きく緩和し，よい状態が続いた[1]．

慢性副鼻腔炎の手術を行った患者に補助的な目的で，タイム入りハチミツ点鼻薬を用いたところ，コントロールと差がなかった[2]．

[1] J. Gruenwald, H.-J. Graubaum, R. Busch：*Arzneimittel-Forschung/Drug Research*, 55 (11), p. 669-676 (2005)．2) F. Hashemian, N. Baghbanian, Z. Majd, M.-R. Rouini, J. Jahanshahi, F. Hashemian：*European Archives of Oto-Rhino-Laryngology*, 272 (6), p.1429-1435 (2015).]

健康有害性

ティートリー Tea Tree

フトモモ科

- 学　名：*Melaleuca alternifolia*
- 主な産地：オーストラリア，中国
- 抽出方法：水蒸気蒸留法
- 抽出部位：葉
- Cas No.：68647-73-4
- 性　状：色：無色〜黄色　引火点：57〜64℃
  比重（20℃）：0.885〜0.906
  施光度（20℃）：+5°〜+15°
  屈折率（20℃）：1.475〜1.482

成　分

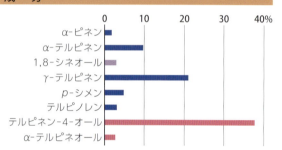

α-ピネン / α-テルピネン / 1,8-シネオール / γ-テルピネン / p-シメン / テルピノレン / テルピネン-4-オール / α-テルピネオール

植物の特徴

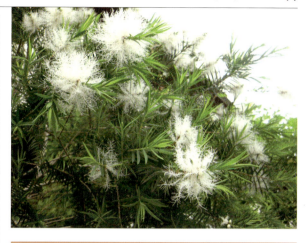

オーストラリアのニューサウスウェールズ原産．樹高6〜8mの低木．日当たりのよい所でよく生長する．花期は春から初夏で，5cmほどの白く細い花が集合し筒状となる．オーストラリア原住民アボリジニは，葉を感染症予防や治癒に用いた．

薬理作用

去痰，抗ウイルス，抗炎症，抗菌，抗真菌，鎮痙，免疫賦活

香　り

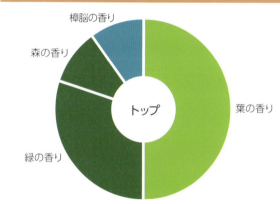

抗菌スペクトル

大腸菌++ / 黄色ブドウ球菌++ / 緑膿菌+ / サルモネラ菌++ / 白癬菌++ / カンジダ++

適応疾患

- 精神神経系：不安障害
- 呼吸器系：喘息，鼻炎
- 婦人科系：カンジダまたは細菌性膣炎
- 皮膚科系：アトピー性皮膚炎，接触性皮膚炎，湿疹，創傷，白癬

その他：口臭（歯周病），ダニの除去，シラミの殺虫

心理的な効果

精神と肉体の浄化．自信，精神の活性化．

エビデンスデータ

14歳以上の男女がティートリーオイルの入ったシャンプーを使ったところ，41%がフケに対して効果があったと答えた[1]．
軽度から中度のニキビ患者に，ティートリーオイルジェルを用いると，コントロール群に対してニキビがより治まった[2]

[1] A. C. Satchell, A. Saurajen, C. Bell, R. S. Barnetson：*J. Am. Acad. Dermatol.*, **47** (6), p. 852-855 (2002).　2) S. Enshaieh, A. Jooya1, A. H. Siadat, F. Iraji：*Indian Journal of Dermatology, Venereology and Leprology*, **73** (1), p. 22-25 (2007).]

健康有害性

経口毒性 / 皮膚刺激 / 皮膚感作 / 眼刺激 / 呼吸器刺激

ニアウリ Niaouli　　　フトモモ科

- 学　名：*Melaleuca viridiflora*
- 主な産地：オーストラリア，ニューカレドニア
- 抽出方法：水蒸気蒸留法
- 抽出部位：葉，枝
- Cas No.：8014-68-4
- 性　状：色：無色〜黄色　引火点：50〜58℃
  比重（20℃）：0.900〜0.930
  施光度（20℃）：−4°〜＋1°
  屈折率（20℃）：1.460〜1.480

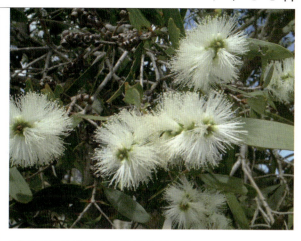

成　分

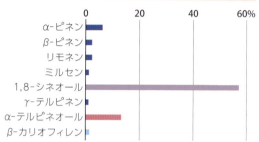

- α-ピネン
- β-ピネン
- リモネン
- ミルセン
- 1,8-シネオール
- γ-テルピネン
- α-テルピネオール
- β-カリオフィレン

植物の特徴

オーストラリア原産でニューカレドニアなどのオセアニアに多く自生．日光のよく当たる場所に生育し，5ｍほどまで生長．花期は春で，5cmほどの筒状の黄色の花が密集して咲く．同じフトモモ科のユーカリと比較すると，柔らかな甘い芳香をもつ．

薬理作用

抗菌，催淫，鎮静，免疫賦活

香　り

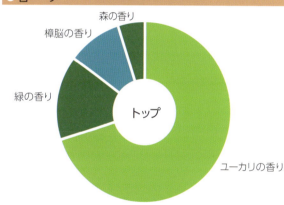

抗菌スペクトル

大腸菌＋＋／黄色ブドウ球菌＋＋／緑膿菌−／サルモネラ菌＋＋／白癬菌＋／カンジダ＋＋

適応疾患

・筋骨格系：関節炎，筋肉痛
・呼吸器系：気管支炎，肺炎，鼻炎
・泌尿器系：膀胱炎，尿路感染症

心理的な効果

頭をリフレッシュ，集中力を高める．心を元気にさせる．

エビデンスデータ

特になし．

健康有害性

皮膚刺激　皮膚感作　眼刺激　呼吸器刺激

ネロリ Neroli　　　　ミカン科

- 学　名：*Citrus aurantium* var. *amara*
- 主な産地：チュニジア，フランス，モロッコ
- 抽出方法：水蒸気蒸留法
- 抽出部位：花
- Cas No.：8016-38-4
- 性　状：色：淡黄色　引火点：59～72℃
　　　　　比重（20℃）：0.864～0.910
　　　　　施光度（20℃）：+2°～+13°
　　　　　屈折率（20℃）：1.462～1.480

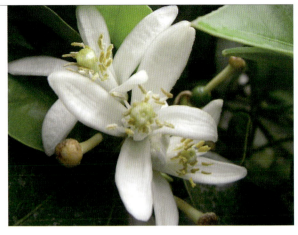

● 成　分

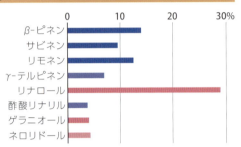

（β-ピネン，サビネン，リモネン，γ-テルピネン，リナロール，酢酸リナリル，ゲラニオール，ネロリドール）

● 植物の特徴

ビターオレンジ（*C. aurantium*）の花から採る．中国原産の樹高4～5mの常緑小高木．枝には棘がある．初夏に芳香のある白い花が咲き，冬に果実が黄熟する．葉柄には翼状で葉身との境にくびれがある．枝葉を材料に採った精油がプチグレンである．

● 薬理作用

抗うつ，抗炎症，抗菌，抗真菌，催眠，催淫，鎮静，癒傷

● 香　り

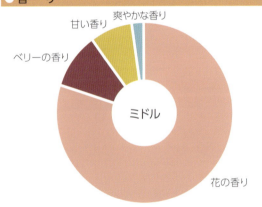

（爽やかな香り，甘い香り，ベリーの香り，花の香り，ミドル）

● 抗菌スペクトル

大腸菌＋ / 黄色ブドウ球菌＋ / 緑膿菌 ND /
サルモネラ菌＋＋ / 白癬菌＋＋ / カンジダ＋

● 適応疾患

- 精神神経系：うつ病，不眠症，不安障害，神経疲労，ストレス
- 消化器系：慢性の下痢（神経緊張性），腹痛，神経性消化不良
- 婦人科系：更年期障害（抑うつ状態）
- 皮膚科系：外傷

● 心理的な効果

自然の精神安定剤．うつ，心配性，ショックに．心身ともに穏やかにリラックス．失望感から安堵感へ．自信，勇気，喜び，平和，幸福感．

● エビデンスデータ

特になし．

● 健康有害性

皮膚刺激　皮膚感作　眼刺激　呼吸器刺激

パイン Pine

マツ科

- 学　名：*Pinus sylvestris*
- 主な産地：オーストリア，旧ユーゴスラビア，ロシア，フランス
- 抽出方法：水蒸気蒸留法
- 抽出部位：葉
- Cas No.：8021-29-2
- 性　状：色：無色〜淡黄色　引火点：36〜40℃
    比重（20℃）：0.860〜0.890
    施光度（20℃）：−10°〜−40°
    屈折率（20℃）：1.460〜1.480

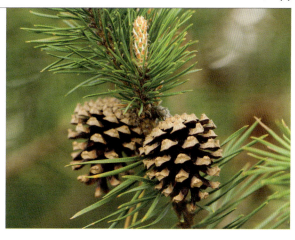

成分

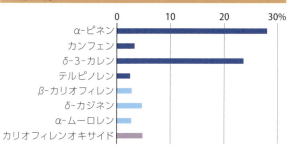

- α-ピネン
- カンフェン
- δ-3-カレン
- テルピノレン
- β-カリオフィレン
- δ-カジネン
- α-ムーロレン
- カリオフィレンオキサイド

植物の特徴

欧州からアジアに自生する常緑針葉樹．日本名オウシュウアカマツ（欧州赤松）．樹高は25mほどに成長する．樹皮の色は幹は灰色，枝は橙色．葉は針状で長さは2.5〜5cm，2本ずつの束となる．松かさは赤みをもち4〜6cmほどの球形．種子は黒く3〜5mmの大きさで羽がつき，全体で1〜2cmとなる．

薬理作用

去痰，抗菌，消毒，鎮咳，鎮痙，鎮静，発汗

香り

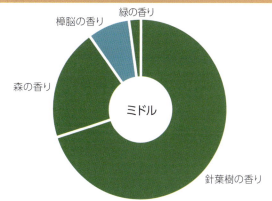

- 樟脳の香り
- 緑の香り
- 森の香り
- 針葉樹の香り
- ミドル

抗菌スペクトル

大腸菌＋/黄色ブドウ球菌＋/緑膿菌−/サルモネラ菌＋＋/白癬菌ND/カンジダ＋＋

適応疾患

- 筋骨格系：運動前の筋肉痙攣，関節炎，筋肉痛，神経痛，リウマチ，痛風
- 呼吸器系：喘息，気管支炎，咽頭炎，インフルエンザ，鼻炎，風邪
- 泌尿器系：膀胱炎，腎炎，前立腺炎

心理的な効果

精神的ストレスを緩和．全身の活性化．胸部を開き，呼吸器をリフレッシュする．片頭痛，精神的疲労，抑うつ，神経強壮，集中力，決断力．

エビデンスデータ

2型糖尿病患者に12週間フランスの松樹皮エキスを投与したところ，最初の1カ月後には血糖値やHbA1cがコントロール群より低くなった．エンドセリン濃度も低下し，血管内皮機能も改善した[1]．

ひざ関節に変形性の関節炎を起こしている患者に，フランスの松樹皮エキスを3カ月間食事の時に投与したところ，コントロール群より関節炎は改善し，痛みも少なくなった[2]．

[1] X. Liu, J. Wei, F. Tan, S. Zhou, G. Wurthwein, P. Rohdewald：*Life Sci.*, 75 (21), p.2505-2513 (2004).　2) P. Cisár, R. Jány, I. Waczulíková, K. Sumegová, J. Muchová, J. Vojtaššák, Z. Ďuraćková, M. Lisý, P. Rohdewald：*Phytother. Res.*, 22 (8), p.1087-1092 (2008).]

健康有害性

バジル Basil

シソ科

- 学　名：*Ocimum basilicum*
- 主な産地：エジプト，米国，モロッコ
- 抽出方法：水蒸気蒸留法
- 抽出部位：葉
- Cas No.：8015-73-4
- 性　状：色：黄色　引火点：73～82℃
  - 比重（20℃）：0.905～0.955
  - 施光度（20℃）：－15°～－5°
  - 屈折率（20℃）：1.487～1.515

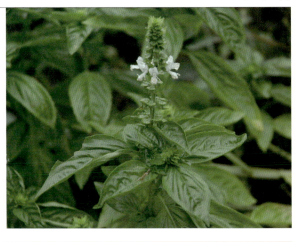

成　分

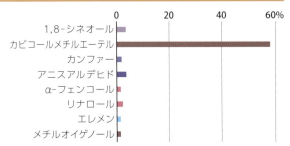

- 1,8-シネオール
- カビコールメチルエーテル
- カンファー
- アニスアルデヒド
- α-フェンコール
- リナロール
- エレメン
- メチルオイゲノール

植物の特徴

アジア，オセアニア原産の多年生草本植物．日本では一年生草本植物．草丈は60cm～1mになり，自生地では茎が木化することもある．葉は5～8cmの丸い卵形で，柔らかく艶がある．夏には白，ピンク色の花を咲かせる．全草に芳香がある．

薬理作用

去痰，解熱，抗うつ，抗菌，抗真菌，消化，鎮静，通経，発汗

香　り

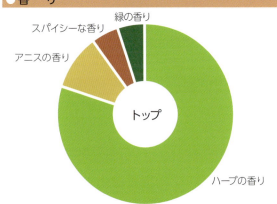

緑の香り / スパイシーな香り / アニスの香り / ハーブの香り / トップ

抗菌スペクトル

大腸菌＋＋ / 黄色ブドウ球菌＋ / 緑膿菌－ /
サルモネラ菌＋ / 白癬菌＋ / カンジダ＋＋

適応疾患

- 精神神経系：集中力低下，うつ病，不安障害，偏頭痛
- 筋骨格系：筋肉痛，リウマチ
- 呼吸器系：喘息，気管支炎，インフルエンザ，風邪（発熱・悪寒），鼻炎
- 消化器系：胃痙攣，吐き気・嘔吐，過食症
- 婦人科系：月経不順，月経困難症

心理的な効果

イライラを静め，集中力を高める．不安をやわらげる．

エビデンスデータ

28人のにきび患者を四つの群に分けて，バジルとオレンジのオイルを基にしたジェルを毎日8週間用い，その効果を調べたところ，にきびの状態は改善したが，バジルオイルが含まれていることの優位性は示せなかった．
［G. Matiz, M. R. Osorio, F. Camacho, M. Atencia, J. Herazo：*Biomedica*, **32** (1), p.125-133 (2012).］

健康有害性

経口毒性 / 皮膚刺激 / 皮膚感作 / 眼刺激 / 呼吸器刺激 / 変異原性 / 発がん性 / 子宮収縮

パチュリ Patchouli　　　シソ科

- **学　名**：*Pogostemon cablin*
- **主な産地**：インドネシア, 中国, ブラジル, マレーシア
- **抽出方法**：水蒸気蒸留法
- **抽出部位**：葉
- **Cas No.**：8014-09-3
- **性　状**：色：薄茶色　引火点：＞110℃
  　　　　　比重（20℃）：0.943〜0.982
  　　　　　旋光度（20℃）：−66°〜−40°
  　　　　　屈折率（20℃）：1.502〜1.514

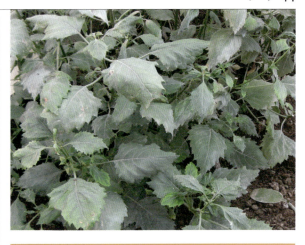

成　分

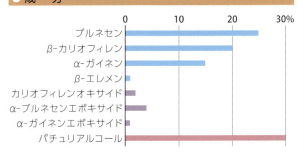

- ブルネセン
- β-カリオフィレン
- α-ガイネン
- β-エレメン
- カリオフィレンオキサイド
- α-ブルネセンエポキサイド
- α-ガイネンエポキサイド
- パチュリアルコール

植物の特徴

　インド原産で熱帯地方に自生する樹高60〜90 cmの低木．花は強い芳香を放つ．種子は非常に脆い．名前はタミル語の「パチャイ（緑）」と「エライ（葉）」に由来．強い香りは消臭にも使われ，1960〜1970年代の米国では大麻の匂い消しとしてヒッピーたちに用いられた．

薬理作用

強壮，抗うつ，抗炎症，抗菌，催淫，消毒，制吐，鎮静，防腐

香　り

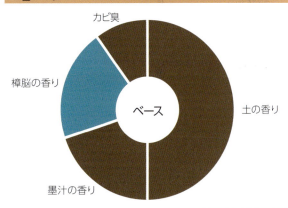

- カビ臭
- 樟脳の香り
- 土の香り
- 墨汁の香り
- ベース

抗菌スペクトル

大腸菌＋ / 黄色ブドウ球菌＋＋＋ / 緑膿菌＋＋ / サルモネラ菌＋＋ / 白癬菌＋ / カンジダ＋

適応疾患

- 精神神経系：うつ病，不安障害，不眠症，不感症
- 消化器系：嘔吐，下痢，胃腸炎，痔
- 皮膚科系：肌荒れ，皮膚炎，外傷，にきび

心理的な効果

心を穏やかにし，リラックス．性的エネルギーにも鎮静的に影響する．気持ちの安定化から客観視できるようになる．

エビデンスデータ

特になし．

健康有害性

特になし．

ハッカ Japanese Peppermint/Commint　　　シソ科

- 学　　名：*Mentha arvensis*
- 主な産地：中国，日本
- 抽出方法：水蒸気蒸留法
- 抽出部位：全草
- Cas No.：68917-18-0
- 性　　状：色：無色　引火点：76℃
  　　　　　比重（20℃）：0.895〜0.899
  　　　　　施光度（20℃）：－28°〜－21°
  　　　　　屈折率（20℃）：1.449〜1.462

成分

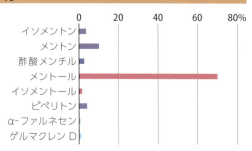

成分：イソメントン、メントン、酢酸メンチル、メントール、イソメントール、ピペリトン、α-ファルネセン、ゲルマクレン D

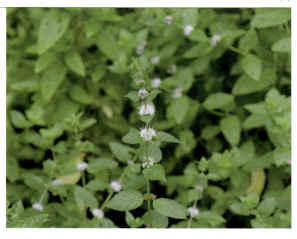

植物の特徴

地下茎を伸ばして繁殖する多年生草本植物．茎が四角く，鈍鋸歯をもつ楕円形の葉は対生．ほかのハッカ属とも交雑しやすく分類が難しい．葉腋に白や薄紫の花をつける．日本の産地としては北海道の北見が有名．漢名「薄荷」は「荷物が軽くても（薄くても）儲かる作物」という説がある．

薬理作用

抗ウイルス，抗真菌，殺菌，鎮痛

香り

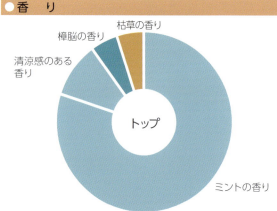

香り構成：ミントの香り、清涼感のある香り、樟脳の香り、枯草の香り（トップ）

抗菌スペクトル

大腸菌＋＋／黄色ブドウ球菌＋／緑膿菌 ND／サルモネラ菌 ND／白癬菌＋／カンジダ＋＋

適応疾患

・精神神経系：頭痛，ストレス
・筋骨格系：筋肉痛，肩こり，関節炎
・消化器系：消化不良，悪心，胃痛
その他：乗り物酔い，歯磨き粉

心理的な効果

清涼感．ストレスを癒し，気分のリフレッシュ．ヒステリーの鎮静．

エビデンスデータ

特になし

健康有害性

経口毒性／皮膚刺激／皮膚感作／眼刺激／呼吸器刺激／子宮収縮

パルマローザ Palmarosa　　　　イネ科

- 学　　名：Cymbopogon martinii
- 主な産地：インド, インドネシア, コモロ諸島, ブラジル
- 抽出方法：水蒸気蒸留法
- 抽出部位：葉
- Cas No.：8014-19-5
- 性　　状：色：淡黄色　引火点：93～100℃
  - 比重（20℃）：0.879～0.900
  - 施光度（20℃）：－2°～＋3°
  - 屈折率（20℃）：1.468～1.480

● 成　分

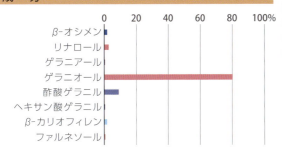

（β-オシメン, リナロール, ゲラニアール, ゲラニオール, 酢酸ゲラニル, ヘキサン酸ゲラニル, β-カリオフィレン, ファルネソール）

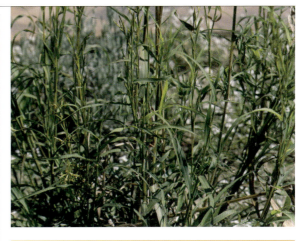

● 植物の特徴

インド原産の多年生草本植物．レモングラスなどと同じオガルガヤ属．細長い葉をつけ，草丈は1mほどになる．花は風媒花で穂状花序をなす．全草に芳香をもつ．華やかな香りで香料として使われている．

● 薬理作用

強壮，解熱，抗真菌，皮膚軟化，癒傷

● 抗菌スペクトル

大腸菌＋＋／黄色ブドウ球菌＋＋＋／緑膿菌＋＋／サルモネラ菌＋＋／白癬菌＋＋＋／カンジダ＋＋＋

● 適応疾患

- 呼吸器系：呼吸器症状（緩和ケア）
- 消化器系：食欲不振，嘔吐
- 婦人科系：分娩時の痛み
- 皮膚科系：外傷，皮膚炎，にきび，皮膚の感染症

その他：緩和ケア，ガの忌避

● 香　り

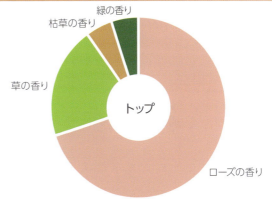

（トップ：ローズの香り，草の香り，枯草の香り，緑の香り）

● 心理的な効果

安心感．ストレス，緊張，神経疲弊の回復．気分を明るく高めさせ，リフレッシュ，明晰化．

● エビデンスデータ

　足白癬患者を対象に，パルマローザ精油（0.8％）を用いた足浴と塩酸テルビナフィンとで白癬治療の効果を比較したところ，パルマローザ精油は抗真菌薬と同程度に足白癬（水虫）の症状を改善し，菌を陰性化した．さらに，両者の併用で，より高い効果が示された．

［服部尚子, 井上重治, 高橋美貴, 内田勝久, 川口健夫, 安部　茂：アロマテラピー学術雑誌, 10, p.17-24(2010).］

● 健康有害性

  眼刺激

（皮膚刺激，皮膚感作，眼刺激）

45

ヒノキ Hinoki Cypress/Japanese Cypress

ヒノキ科

- 学　名：*Chamaecyparis obtusa*
- 主な産地：台湾，日本
- 抽出方法：水蒸気蒸留法
- 抽出部位：葉，木部
- Cas No.：—
- 性　状：色：淡黄色　引火点：40℃
    比重（20℃）：0.881～0.898
    施光度（20℃）：－38°
    屈折率（20℃）：1.477

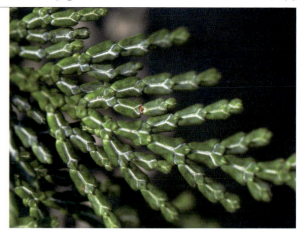

成　分

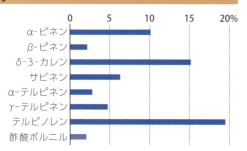

植物の特徴

　常緑針葉樹．日本では本州中部（福島県）以南から九州まで分布．樹高は 30 m を超えるものもある．葉は鱗片状で枝に密着．葉の裏の気孔帯は Y 字状．雄花は枝先に一つつき，多くの花粉を飛散させる．球形の雌花は枝先につき，熟すると鱗片に隙間ができる．樹皮は褐色で，帯状に剥がれる．

薬理作用

抗ウイルス，抗菌，抗真菌，鎮痛

香　り

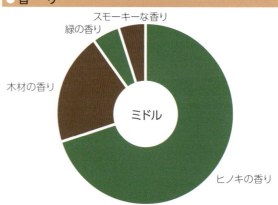

抗菌スペクトル

大腸菌＋ / 黄色ブドウ球菌＋ / 緑膿菌 ND /
サルモネラ菌＋ / 白癬菌 ND / カンジダ ND

適応疾患

・精神神経系：過緊張，ストレス，頭痛，偏頭痛
・筋骨格系：筋肉痛
・循環器系：浮腫
その他：ダニ防除

心理的な効果

木：　日本人にとって懐かしい，原点へ回帰できる香りで，清涼感を与える．
葉：　木部よりもシャープな香りで，心穏やかにさせる．

エビデンスデータ

特になし．

健康有害性

皮膚刺激　皮膚感作　眼刺激　呼吸器刺激

ヒバ Hiba　　　ヒノキ科

- 学　　名：*Thujopsis dolabrata*
- 主な産地：日本
- 抽出方法：水蒸気蒸留法
- 抽出部位：葉，木部
- Cas No.：—
- 性　　状：色：淡黄色　引火点：104℃
  　　　　　比重（20℃）：0.944
  　　　　　施光度（20℃）：−44°
  　　　　　屈折率（20℃）：1.506

成　分

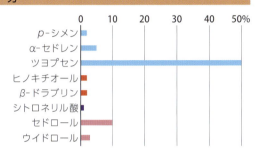

（p-シメン，α-セドレン，ツヨプセン，ヒノキチオール，β-ドラブリン，シトロネリル酸，セドロール，ウイドロール）

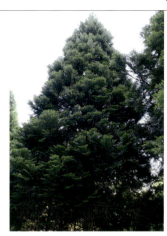

植物の特徴

日本原産の常緑針葉樹．ヒバ（ヒノキアスナロ）は，アスナロの変種で北方に生育するものをいう．アスナロは一属一種で北海道から本州，九州の山地に分布．錐状の樹形．葉は長さ約 2 cm，幅 2 ～ 10 mm のものが鱗片状につく．雌雄同株で球形で淡い褐色の果実を実らせる．

薬理作用

育毛，抗菌，消臭

香　り

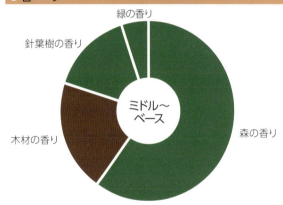

（緑の香り，針葉樹の香り，森の香り，木材の香り，ミドル～ベース）

抗菌スペクトル

大腸菌 ND ／黄色ブドウ球菌 ND ／緑膿菌 ND ／サルモネラ菌 ND ／白癬菌 ND ／カンジダ ND

適応疾患

・精神神経系：ストレス，不眠症
・皮膚科系：細菌感染，薄毛
その他：歯周病，虫除け

心理的な効果

ツヨプセン，ヒノキチオールによる森林浴効果．ストレスを緩和．

エビデンスデータ

特になし．

健康有害性

フェンネル（スイート）Fennel (Sweet)　　セリ科

- 学　　名：*Foeniculum vulgare*
- 主な産地：スペイン, ハンガリー, ブルガリア
- 抽出方法：水蒸気蒸留法
- 抽出部位：種子
- Cas No.：8006-84-6
- 性　　状：色：無色〜黄色　引火点：60〜63℃
  比重（20℃）：0.955〜0.995
  施光度（20℃）：+5°〜+25°
  屈折率（20℃）：1.528〜1.560

成　分

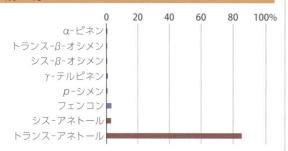

成分	%
α-ピネン	
トランス-β-オシメン	
シス-β-オシメン	
γ-テルピネン	
p-シメン	
フェンコン	
シス-アネトール	
トランス-アネトール	

植物の特徴

地中海地沿岸原産で草丈は1〜2mとなる多年生草本植物．葉は糸状で羽のよう，全草が鮮やかな黄緑色．花期は，6〜8月で枝先に黄色の小花を多数つけた花序をつける．秋に7〜10mmの長楕円形をした茶褐色の果実をつける．

薬理作用

去痰，駆風，抗痙攣，抗真菌，消化，鎮痙，通経，利尿

香　り

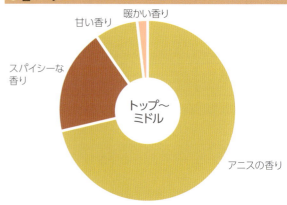

トップ〜ミドル
甘い香り　暖かい香り　スパイシーな香り　アニスの香り

抗菌スペクトル

大腸菌++ / 黄色ブドウ球菌++ / 緑膿菌− /
サルモネラ菌++ / 白癬菌+ / カンジダ++

適応疾患

・呼吸器系：気管支炎，風邪
・消化器系：腹痛，消化不良，便秘，吐き気
・泌尿器系：尿結石，排尿障害
・婦人科系：月経不順，月経前緊張症，更年期障害
その他：シェルシェマダニ（幼虫）の忌避，有害ガの幼虫駆除

心理的な効果

自信，勇気を与える．月経前のイライラなどの改善．緊張をほぐしストレス，怒りを鎮める．

エビデンスデータ

特になし．

健康有害性

経口毒性　皮膚感作　呼吸器刺激　変異原性　発がん性　女性ホルモン

プチグレン Petitgrain　　　ミカン科

- 学　名：*Citrus aurantium* var. *amara*
- 主な産地：イタリア，スペイン，チュニジア，フランス
- 抽出方法：水蒸気蒸留法
- 抽出部位：枝，葉
- Cas No.：8014-17-3
- 性　状：色：淡黄色～明黄色　引火点：66～75℃
  比重（20℃）：0.879～0.900
  施光度（20℃）：－6°～－1°
  屈折率（20℃）：1.453～1.465

成　分

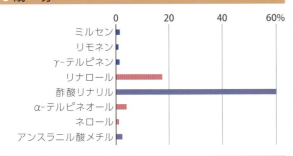

ミルセン / リモネン / γ-テルピネン / リナロール / 酢酸リナリル / α-テルピネオール / ネロール / アンスラニル酸メチル

薬理作用

強壮，抗炎症，抗菌，抗痙攣，抗酸化，抗真菌，鎮静

抗菌スペクトル

大腸菌＋ / 黄色ブドウ球菌＋ / 緑膿菌－ /
サルモネラ菌＋ / 白癬菌ND / カンジダ＋＋

適応疾患

- 精神神経系：うつ病，不安障害，不眠症，神経疲労，ストレス
- 呼吸器系：呼吸器症状（緩和ケア）
- 消化器系：消化不良

植物の特徴

ビターオレンジ（*C. aurantium*）の枝葉から採る．中国原産の樹高4～5mの常緑小高木．枝には棘がある．初夏に芳香のある白い花が咲き，それを材料に採った精油がネロリ．冬に果実が黄熟する．葉柄には翼状で葉身との境にくびれがある．

香　り

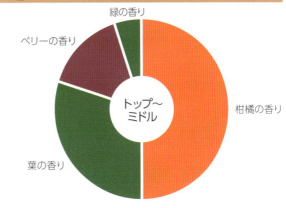

心理的な効果

気分の高揚，感覚を新鮮にする．混迷をクリアにし精神的疲労を和らげる．記憶機能を高める．幸福感を与える．鎮静と高揚両作用，感情のバランスをとる．

エビデンスデータ

特になし．

健康有害性

皮膚刺激　皮膚感作　眼刺激

ブラックペッパー Black Pepper　　コショウ科

- 学　名：*Piper nigrum*
- 主な産地：インド，スリランカ，マダガスカル
- 抽出方法：水蒸気蒸留法
- 抽出部位：果実
- Cas No.：8006-82-4
- 性　状：色：無色〜淡黄色　引火点：43〜54℃
  - 比重（20℃）：0.864〜0.884
  - 施光度（20℃）：－23°〜－1°
  - 屈折率（20℃）：1.470〜1.492

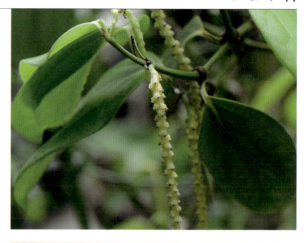

成分

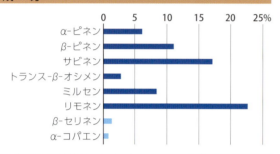

（α-ピネン，β-ピネン，サビネン，トランス-β-オシメン，ミルセン，リモネン，β-セリネン，α-コパエン）

薬理作用

去痰，解熱，抗菌，抗真菌，消化，利尿

抗菌スペクトル

大腸菌＋／黄色ブドウ球菌＋／緑膿菌＋／
サルモネラ菌＋／白癬菌－／カンジダ－

適応疾患

- 筋骨格系：筋肉疲労，筋肉痛，筋肉のこり，神経痛，捻挫，関節炎，関節痛
- 循環器系：冷え性，浮腫，貧血
- 呼吸器系：風邪（悪寒），感染症，インフルエンザ
- 消化器系：誤嚥性肺炎の予防，食欲不振，下痢，胸やけ，吐き気

植物の特徴

インド原産のつる植物．先端が尖った葉には平行脈が目立つ．果実は直径8mmほどの球形で辛く，果実を潰してスパイスとして用いられる．完全に熟す前の果実を，そのまま乾燥させたのがブラックペッパー，完熟後に乾燥させて外皮を取り除いたのがホワイトペッパーである．

香り

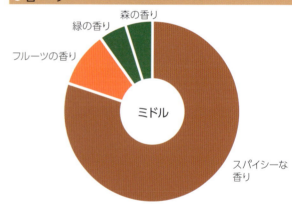

（ミドル／スパイシーな香り／フルーツの香り／緑の香り／森の香り）

心理的な効果

心を活性化し，やる気を起こす．精神的消耗時にパワーと行動力を与える．

エビデンスデータ

　脳梗塞後，体が不自由で施設に入所している高齢者105人に対して，ブラックペッパーオイルの香りをかいだところ，ラベンダーオイルや水の場合と比べて，物を飲み込むための反射がよくなった．また，1分間の呑み込み動作も増加した[1]．

　静脈が触れにくく，見えにくい患者120人に対して，20％のブラックペッパーオイルを含むゲルを塗布したところ，温熱パックを用いるより，カテーテルがうまく静脈内に挿管されたと感じた患者が多かった．静脈が触れにくく見えにくい患者の数や，挿管を試みた回数は，コントロール群の半分程度になった[2]．

[1] T. Ebihara, S. Ebihara, M. Maruyama, M. Kobayashi, A. Itou, H. Arai, H. Sasaki：*J. Am. Geriatr. Soc.*, **54** (9), p. 1401-1406 (2006). 2) S. Kristiniak, J. Harpel, D. M. Breckenridge, J. Buckle：*J. Alternat. Complement. Med.*, **18** (11), p. 1003-1007 (2012).

健康有害性

皮膚刺激／皮膚感作／眼刺激／呼吸器刺激

フランキンセンス Frankincense

カンラン科

- 学　名：*Boswellia carterii*
- 主な産地：イエメン, エチオピア, オマーン, ソマリア
- 抽出方法：水蒸気蒸留法, 溶剤抽出法
- 抽出部位：樹脂
- Cas No.：8016-36-2
- 性　状：色：明黄色　引火点：41～51℃
  比重（20℃）：0.850～0.890
  施光度（20℃）：－20°～＋10°
  屈折率（20℃）：1.465～1.482

成　分

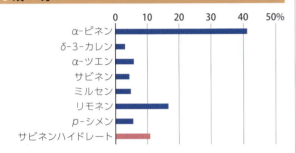

- α-ピネン
- δ-3-カレン
- α-ツエン
- サビネン
- ミルセン
- リモネン
- p-シメン
- サビネンハイドレート

植物の特徴

中東原産でオマーン, ソマリアなどに自生する小香木. 樹皮を傷つけると樹脂が分泌され, 乳白色～橙色の涙滴状の塊となる. 和名「乳香」はその様子に由来. 古代エジプトの埋葬品として発掘された. 新約聖書には, 東方の三博士がキリスト誕生に捧げた贈り物と記されている.

薬理作用

去痰, 抗炎症, 抗菌, 抗真菌, 収斂, 鎮痙, 癒傷

香　り

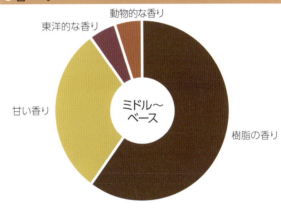

ミドル～ベース / 樹脂の香り / 甘い香り / 東洋的な香り / 動物的な香り

抗菌スペクトル

大腸菌＋ / 黄色ブドウ球菌＋＋ / 緑膿菌－ /
サルモネラ菌－ / 白癬菌＋ / カンジダ＋＋

適応疾患

- 精神神経系：不眠症, 心身症, うつ病, トラウマ(心的外傷)
- 筋骨格系：打撲・皮下出血
- 呼吸器系：喘息, 鼻炎, 呼吸困難, 咽頭炎, 風邪, 呼吸器症状（緩和ケア）
- 消化器系：下痢
- 婦人科系：月経困難症, 更年期障害（発汗）
- 皮膚科系：外傷

その他：緩和ケア, グリーフケア

心理的な効果

瞑想を深め, スピリットの高揚. なぐさめ, 心に静けさをもたらし呼吸を深める.

エビデンスデータ

歯垢によって歯肉炎が起こり治療している75人の女子高校生を対象に, 100 mgのフランキンセンスの抽出物, あるいは200 mgの粉を投与したところ, コントロール群と比べて, 著しく炎症状態が改善した[1].

システマティックレビュー解析の結果では, 効果が示された報告はないと結論付けられている[2].

[1] M. K. Samani, H. Mahmoodian, A. A. Moghadamnia, A. P. B. Mir, M. Chitsazan：*Daru J. Pharm. Sci.*, **19** (4), p.288-294 (2011).　2) E. Ernst：*BMJ*, **337**, p. a2813 (2008).]

健康有害性

皮膚刺激 / 皮膚感作 / 呼吸器刺激 / 子宮収縮

ベチバー Vetivert

イネ科

- 学　　名：*Vetiveria zizanoides*
- 主な産地：インド，中国，ハイチ，ブラジル
- 抽出方法：水蒸気蒸留法
- 抽出部位：根
- Cas No.：8016-96-4
- 性　　状：色：赤茶色　引火点：>100℃
　　　　　　比重（20℃）：1.000～1.015
　　　　　　施光度（20℃）：+17°～+40°
　　　　　　屈折率（20℃）：1.520～1.530

成　分

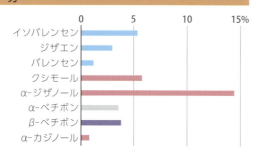

薬理作用

強壮，抗ウイルス，抗炎症

抗菌スペクトル

大腸菌－ / 黄色ブドウ球菌＋＋＋ / 緑膿菌－ /
サルモネラ菌－ / 白癬菌＋ / カンジダ＋

適応疾患

- 精神神経系：うつ病，不眠症，過敏症，神経緊張
- 筋骨格系：筋肉疲労，関節炎，筋肉痛，捻挫，リウマチ，筋肉のこり
- 婦人科系：月経前緊張症，更年期障害

その他：虫除け

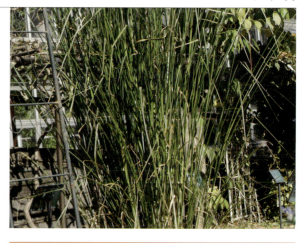

植物の特徴

　インド原産の多年生草本植物．アジア，オセアニアの熱帯地域に自生する．草丈は2～3ｍとなり，大きな株を形成し，ススキのように生える．名前はタミル語で「掘り起こした根」を意味する「vetiverr」が由来である．

香　り

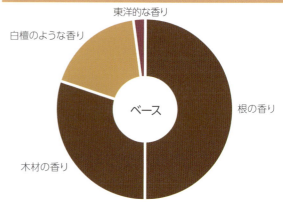

心理的な効果

心が穏やかな，安定した状態にする．感情的トラウマ，ショックからくるストレスに作用．鎮静力．

エビデンスデータ

特になし．

健康有害性

特になし．

ペパーミント Peppermint

シソ科

- 学　名：Mentha piperita
- 主な産地：イタリア, インド, フランス, 米国, ブルガリア
- 抽出方法：水蒸気蒸留法
- 抽出部位：全草
- Cas No.：8006-90-4
- 性　状：色：無色～黄緑色　引火点：66～77℃
  比重（20℃）：0.880～0.916
  施光度（20℃）：−50°～−10°
  屈折率（20℃）：1.450～1.470

成　分

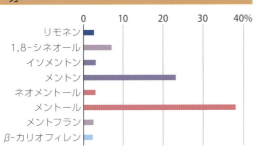

植物の特徴

欧州原産の多年生草本植物．草丈20 cmほどになる．葉は5 cmほどの卵形で鋸歯があり，羽状複葉．シソ科の特徴である唇弁をもった，白や紫色の花を夏に咲かせる．根を茂らせ，繁殖力旺盛で同属の植物と交雑しやすい．全草にメントールの芳香をもつ．

薬理作用

去痰，駆風，健胃，抗炎症，抗痙攣，抗菌，抗真菌，消毒，鎮痙，鎮痛，発赤，通経

香　り

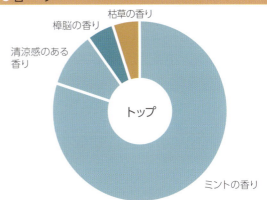

抗菌スペクトル

大腸菌＋＋／黄色ブドウ球菌＋＋／緑膿菌＋／
サルモネラ菌＋＋／白癬菌＋＋／カンジダ＋＋

適応疾患

- 精神神経系：喫煙欲求，集中力低下，精神疲労，頭痛，偏頭痛，めまい
- 筋骨格系：肩こり，筋肉痙攣，捻挫，打撲，筋肉痛，関節痛，腰痛
- 呼吸器系：鼻づまりによる呼吸困難，喘息，気管支炎，鼻炎
- 消化器系：消化不良，腹痛，胃痛，下痢，嘔吐，乗り物酔い，内視鏡時の胃腸痙攣
- 婦人科系：月経前緊張症（ほてり・発汗）
- その他：口臭（歯周病），う蝕，歯周病，口腔カンジダ症，癌性疼痛

心理的な効果

覚醒．怒り，ヒステリーを好転．精神的疲労と抑うつには瞬時的に気分を変化．

エビデンスデータ

　過敏性大腸炎患者に対して，ペパーミントオイルが有効であるとのシステマティックレビュー，メタ解析の結果がある[1]．
　緊張性頭痛の男女の額とこめかみにペパーミントオイルを塗ったところ，15分後には頭痛がコントロール群と比べて弱まり，効果は一時間続いた．この効果は，痛み止めを服用した場合と差がなかった[2]．

[1] A. C. Ford, N. J. Talley, B. M. R. Spiegel, A. E. Foxx-Orenstein, L. Schiller, E. M. M. Quigley, P. Moayyedi：BMJ, 337, p. a2313 (2008).
[2] H. Göbel, J. Fresenius, A. Heinze, M. Dworschak, D. Soyka：Nervenarzt, 67 (8), p. 672-681 (1996).

健康有害性

皮膚刺激　皮膚感作　眼刺激　呼吸器刺激

ヘリクリサム（別名：イモーテル） Helichrysum/Immortelle　キク科

- 学　名： *Helichrysum italicum*
- 主な産地： 旧ユーゴスラビア，コルシカ島，ハンガリー
- 抽出方法： 水蒸気蒸留法
- 抽出部位： 花
- Cas No.： 8023-95-8
- 性　状： 色：黄色　引火点：40～53℃
  比重（20℃）：0.880～0.920
  施光度（20℃）：－20°～＋10°
  屈折率（20℃）：1.460～1.479

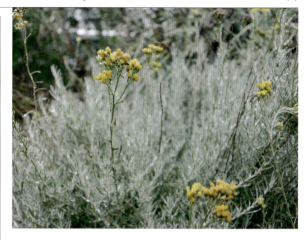

成　分

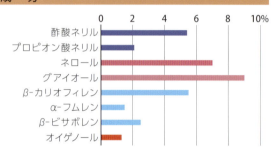

（酢酸ネリル／プロピオン酸ネリル／ネロール／グアイオール／β-カリオフィレン／α-フムレン／β-ビサボレン／オイゲノール）

植物の特徴

草丈60cmほどになるキク科植物．黄色い頭花を多くつける．コショウに似た芳香が強いため，カレープラント，イタリアンエバーラスティング，イモーテルといった名前をもち，香料として使われる．

薬理作用

血腫抑制，血液凝固阻止，収斂

香　り

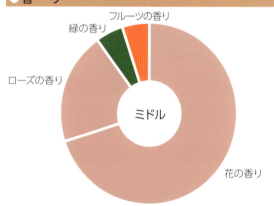

（フルーツの香り／緑の香り／ローズの香り／花の香り／ミドル）

抗菌スペクトル

大腸菌＋／黄色ブドウ球菌＋／緑膿菌ND／
サルモネラ菌－／白癬菌＋／カンジダ－

適応疾患

- 筋骨格系：打撲・皮下出血，筋肉痛，関節炎，リウマチ
- 循環器系：静脈瘤，浮腫
- 呼吸器系：風邪，喉の痛み，気管支炎，鼻炎
- 皮膚科系：外傷，皮膚炎，発疹，乾癬

心理的な効果

潜在意識への高揚感．過去の感情を解放し，肯定的変化をもたらす．深い呼吸を誘いストレスや緊張を緩和させる．

エビデンスデータ

特になし．

健康有害性

ベルガモット　Bergamot　　　　ミカン科

- 学　　名：Citrus bergamia
- 主な産地：イタリア，ギニア，モロッコ
- 抽出方法：圧搾法
- 抽出部位：果皮
- Cas No.：8007-75-8
- 性　　状：色：明黄色〜黄緑色　引火点：52〜59℃
  比重（20℃）：0.870〜0.888
  施光度（20℃）：+14°〜+45°
  屈折率（20℃）：1.460〜1.469

● 成　分

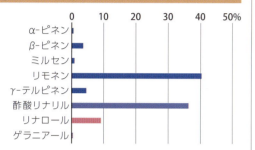

成分（α-ピネン，β-ピネン，ミルセン，リモネン，γ-テルピネン，酢酸リナリル，リナロール，ゲラニアール）

● 植物の特徴

　樹高2.5 mほどになる常緑性の低木．名前は最初に栽培されたイタリアの都市ベルガモに由来する．芳香のある白い花が咲き，洋梨型の果実が黄熟する．ビターオレンジ（C. aurantium）とマンダリンオレンジ（C. reticulata）の交雑種であると推定されている．

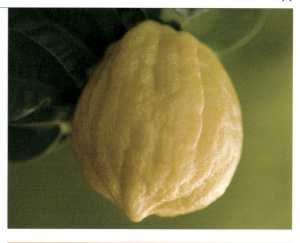

● 薬理作用

駆風，健胃，抗アレルギー，抗ウイルス，抗うつ，抗炎症，抗菌，抗酸化，抗真菌，消化，消臭，制吐，鎮痛，癒傷

● 抗菌スペクトル

大腸菌+／黄色ブドウ球菌+／緑膿菌+／サルモネラ菌+／白癬菌−／カンジダ+

● 適応疾患

- 精神神経系：不安障害，うつ病，ストレス
- 循環器系：高血圧，動悸，静脈瘤
- 呼吸器系：扁桃腺炎，気管支炎，喉の痛み
- 消化器系：胃腸炎，消化不良，胃腸虚弱，口内炎
- 泌尿器系：膀胱炎，膣炎，搔痒症

● 香　り

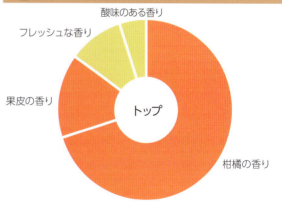

（トップ：柑橘の香り，果皮の香り，フレッシュな香り，酸味のある香り）

● 心理的な効果

ストレス，緊張の緩和，リフレッシュ．食欲低下，不眠の改善．エネルギーの循環を促進．

● エビデンスデータ

　中程度の高コレステロール血症の患者80人（男性42人，女性38人）が，6カ月間ベルガモット入りのジュースを飲んだ．その結果，総コレステロール，中性脂肪，LDL-コレステロール値は低下し，HDL-コレステロール値は上昇した．特に，小型高密度LDL（sdLDL）が減少した．また，頸動脈の内膜肥厚は少なくなった．
［P. P. Toth, A. M. Patti, D. Nikolic, R. V. Giglio, G. Castellino, T. Biancucci, F. Geraci, S. David, G. Montalto, A. Rizvi, M. Rizzo：*Front. Pharmacol.*, **6**, p. 299 (2016).］

● 健康有害性

皮膚刺激　皮膚感作　呼吸器刺激　光毒性

ベンゾイン Benzoin　　エゴノキ科

- 学　名：*Styrax benzoin*
- 主な産地：インドネシア，スマトラ島，タイ，ベトナム，ラオス
- 抽出方法：溶剤抽出法
- 抽出部位：樹脂
- Cas No.：9000-05-9
- 性　状：色：赤褐色　引火点：＞93℃
  - 比重（20℃）：—
  - 施光度（20℃）：—
  - 屈折率（20℃）：—

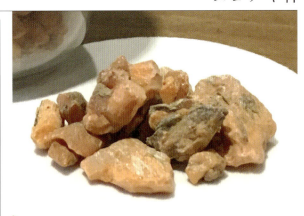

成　分

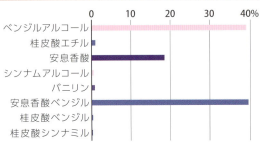

- ベンジルアルコール
- 桂皮酸エチル
- 安息香酸
- シンナムアルコール
- バニリン
- 安息香酸ベンジル
- 桂皮酸ベンジル
- 桂皮酸シンナミル

植物の特徴

ジャワ島，スマトラ島，タイなどに自生する小高木．安息香樹（アンソクコウジュ）の樹皮に傷をつけ，分泌された樹脂がベンゾイン（安息香）．樹脂の産出はインドネシアのスマトラ島とインドシナ半島で行われ，前者がスマトラ安息香（*S. benzoin*），後者はシャム安息香（*S. tonkinensis*）として区別されている．

薬理作用

去痰，抗アレルギー，抗うつ，抗炎症，抗関節炎，向精神，抗リウマチ，殺菌，刺激（循環系），消炎，傷創治癒，鎮咳，鎮静，鎮痛，利尿

抗菌スペクトル

大腸菌 ND / 黄色ブドウ球菌 ND / 緑膿菌 ND / サルモネラ菌 ND / 白癬菌 ND / カンジダ ND

適応疾患

- 精神神経系：ストレス，精神疲労
- 筋骨格系：関節炎，リウマチ，痛風
- 呼吸器系：喘息，気管支炎，咽頭炎，鼻炎
- 皮膚科系：外傷

香　り

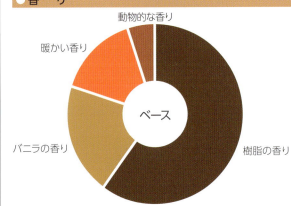

心理的な効果

悲しみ，孤独感を緩和する．鎮静．落ち着く香り．

エビデンスデータ

特になし．

健康有害性

皮膚刺激

マジョラム（スイート） Marjoram (Sweet)

シソ科

- 学　名：*Origanum majorana*
- 主な産地：エジプト, スペイン, フランス, モロッコ
- 抽出方法：水蒸気蒸留法
- 抽出部位：全草
- Cas No.：8015-01-8
- 性　状：色：淡黄色　引火点：51～59℃
  比重（20℃）：0.890～0.922
  施光度（20℃）：+5°～+35°
  屈折率（20℃）：1.463～1.485

成分

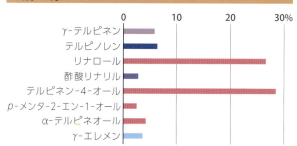

- γ-テルピネン
- テルピノレン
- リナロール
- 酢酸リナリル
- テルピネン-4-オール
- p-メンタ-2-エン-1-オール
- α-テルピネオール
- γ-エレメン

薬理作用

去痰, 駆風, 血圧降下, 健胃, 抗ウイルス, 抗うつ, 抗炎症, 抗菌, 抗痙攣, 抗酸化, 抗真菌, 向精神, 抗リウマチ, 催眠, 消炎, 消化, 鎮静, 鎮痛, 通経

抗菌スペクトル

大腸菌++ / 黄色ブドウ球菌++ / 緑膿菌- / サルモネラ菌++ / 白癬菌++ / カンジダ++

適応疾患

- 精神神経系：不安障害, 不眠症, 心身症, うつ病
- 筋骨格系：筋肉疲労, 関節炎, 腰痛, 筋肉痛, 肩こり, 捻挫, リウマチ
- 循環器系：動悸, めまい, しもやけ
- 呼吸器系：鼻づまりによる呼吸困難, 喘息, 気管支炎, 風邪
- 消化器系：便秘, 吐き気・嘔吐, 腹痛, 痙攣性消化不良
- 婦人科系：更年期障害(動悸), 月経困難症, 月経不順, 月経前緊張症

その他：緩和ケア, アタマジラミの致死

植物の特徴

　中東および地中海地方の原産で草丈25 cmほどになる多年草．葉は小さな卵形で芳香をもつ．白やピンク色の花を咲かせる．ギリシャ語では「山の喜び」を意味する「オロスガノス」という．新郎新婦に幸福を祈って贈られたり, 死者の魂に平安をもたらすとして墓地に植えられたりする．

香り

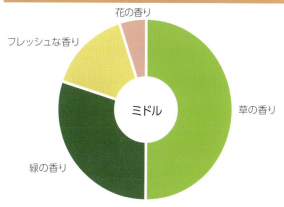

心理的な効果

鎮静．不安やストレスの緩和．悲しみ, 寂しさをやわらげ, バランスを取る．

エビデンスデータ

特になし．

健康有害性

- 皮膚刺激
- 皮膚感作
- 眼刺激
- 呼吸器刺激
- 子宮収縮

マンダリン Mandarin

ミカン科

- 学　名：*Citrus reticulata*
- 主な産地：アルゼンチン，イタリア，中国，スペイン
- 抽出方法：圧搾法
- 抽出部位：果皮
- Cas No.：8008-31-9
- 性　状：色：明黄色～橙色　引火点：48～56℃
　　　　比重（20℃）：0.844～0.854
　　　　施光度（20℃）：+64°～+85°
　　　　屈折率（20℃）：1.468～1.478

成分

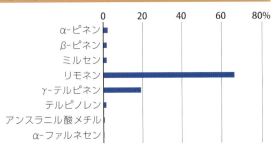

植物の特徴

インドのアッサム地方原産の常緑低木．葉は光沢があり卵形．初夏に甘い芳香をもった白い花をつける．秋から冬に食用となる果実をつける．果皮が薄い．交雑しながら世界の各地に広がったとされる．日本には中国経由で渡来したと考えられる．

薬理作用

抗痙攣，催眠，収斂，鎮静

香り

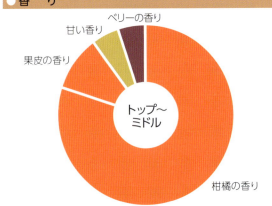

トップ～ミドル

抗菌スペクトル

大腸菌＋/黄色ブドウ球菌＋/緑膿菌－/
サルモネラ菌＋/白癬菌 ND/カンジダ＋＋

適応疾患

・精神神経系：うつ病，不安障害，不眠症，神経緊張
・消化器系：腹痛，便秘，消化不良，胃腸障害

心理的な効果

やさしくなだめ，幸福感を促進．気分をリフレッシュし，心を明るく高揚させ，自信を取り戻す．

エビデンスデータ

　頭や顔に大きな手術を行った小児に対して，マンダリンオイルを含むキャリアオイルでMテクニックと呼ばれるマッサージを施したところ，心地よさを感じたと思われる行動が増えたが，マンダリンオイルを含まないキャリアオイルでも，同様の結果が得られた．
［M. de Jong, C. Lucas, H. Bredero, L. van Adrichem, D. Tibboel, M. van Dijk：*Journal of Advanced Nursing*, 68 (8), p.1748-1757 (2012).］

健康有害性

皮膚刺激　皮膚感作　呼吸器刺激　光毒性

ミルラ Myrrh

カンラン科

- 学　名：*Commiphora myrrha*
- 主な産地：インド，サウジアラビア，ソマリア
- 抽出方法：水蒸気蒸留法
- 抽出部位：樹脂
- Cas No.：8016-37-3
- 性　状：色：明茶色　引火点：>100℃
  　　　　比重（20℃）：0.950～1.040
  　　　　施光度（20℃）：−125°～−50°
  　　　　屈折率（20℃）：1.485～1.530

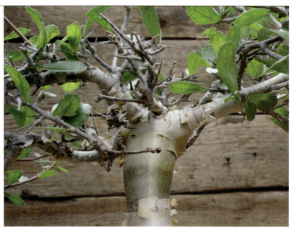

● 成　分

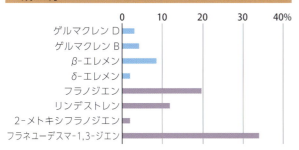

- ゲルマクレン D
- ゲルマクレン B
- β-エレメン
- δ-エレメン
- フラノジエン
- リンデストレン
- 2-メトキシフラノジエン
- フラネユーデスマ-1,3-ジエン

● 植物の特徴

中東，ソマリア，インド原産，樹高3mほどの低木．先端が尖った節の多い枝が突き出ている．樹皮に切り込みを入れると淡黄色の液体が出て赤褐色の樹脂となる．古代エジプトではミイラをつくる際に利用され，ミイラの語源となった．東方の三博士がキリスト誕生に捧げた贈り物の一つ．

● 薬理作用

去痰，駆風，抗炎症，抗カタル，抗菌，抗真菌，収斂，鎮痙，鎮咳，通経，癒傷

● 香　り

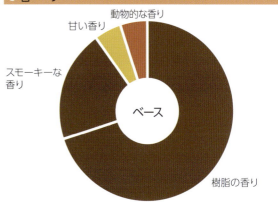

- 動物的な香り
- 甘い香り
- スモーキーな香り
- ベース
- 樹脂の香り

● 抗菌スペクトル

大腸菌− / 黄色ブドウ球菌++ / 緑膿菌− /
サルモネラ菌− / 白癬菌++ / カンジダ+

● 適応疾患

- 呼吸器系：気管支炎，風邪，喘息，喉の痛み
- 消化器系：歯肉炎，口内炎，歯槽膿漏，下痢，便秘，食欲不振，消化不良，痔
- 婦人科系：月経困難症，膣炎，難産
- 皮膚科系：外傷，潰瘍，皮膚炎，白癬，ひび割れ

● 心理的な効果

霊的気づきと高揚感．心を穏やかにし，静寂さ，気力を高める．樹液系の精油は瞑想向き．

● エビデンスデータ

口内炎の患者が，1日4回，5日間ミルラ入りの口腔内ジェルを塗布したところ，約77%の患者が6日目にはほとんど痛みを感じなくなった[1]．

非活動性の潰瘍性大腸炎の患者に，ミルラとカモミールの花の乾燥抽出物，コーヒー炭を投与したところ，メサラジンで薬物治療した場合と大腸炎の活動性には，差がなかった．また，再発率も差がなかった[2]．

[1] G. Mansour, S. Ouda, A. Shaker, H. M. Abdallah：*J. Oral Pathol. Med.*, **43** (6), p. 405-409 (2014). 2) J. Langhorst, I. Varnhagen, S. B. Schneider, U. Albrecht, A. Rueffer, R. Stange, A. Michalsen, G. J. Dobos：*Aliment. Pharmacol. Ther.*, **38** (5), p. 490-500 (2013).]

● 健康有害性

メリッサ（別名：レモンバーム） Melissa/Lemon Balm　シソ科

- 学　　名： *Melissa officinalis*
- 主な産地： スペイン，フランス，米国，ブルガリア
- 抽出方法： 水蒸気蒸留法
- 抽出部位： 葉，花
- Cas No.： 8014-71-9
- 性　　状： 色：黄色〜黄緑色　引火点：79〜80℃
　　　　　　比重（20℃）：0.880〜0.920
　　　　　　施光度（20℃）：−30°〜−5°
　　　　　　屈折率（20℃）：1.455〜1.489

成　分

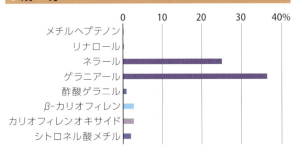

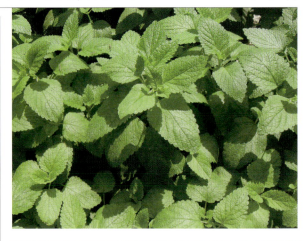

植物の特徴

　南欧原産の多年生草本植物．葉は直径3 cm ほどで鋸歯があり，芳香をもつ．名前はギリシャ語で「ミツバチ」を意味し，ミツバチが集まることからそう呼ばれた．和名は香水薄荷という．パラケルススは「生命のエリキシル」と呼んだ．

薬理作用

駆風，抗ウイルス，抗炎症，抗菌，抗真菌，鎮静，鎮痙

抗菌スペクトル

大腸菌− / 黄色ブドウ球菌++ / 緑膿菌 ND /
サルモネラ菌 ND / 白癬菌++ / カンジダ+

適応疾患

- 精神神経系：不安障害，うつ病，不眠症，偏頭痛，ショック
- 呼吸器系：喘息，気管支炎，慢性の咳
- 消化器系：胃の不調，吐き気，消化不良
- 婦人科系：月経不順

香　り

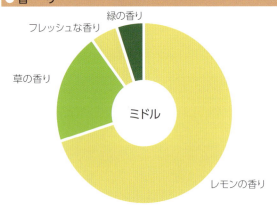

心理的な効果

優しさを引き出す．心を穏やかに，高揚感，感情のバランス．感情的ショックに対応し，前向きな気分にさせる．

エビデンスデータ

　アルツハイマーを疑われる患者で，明らかな焦燥性の興奮といった認知症の周辺症状がある患者に対して，メリッサオイルを用いたところ，コントロール群やドネペジル投与群と差がなかった[1]．

　放射線を取り扱うスタッフに，メリッサを1日2回，30日間投与したところ，体内の酸化ストレスマーカー（過酸化脂質，DNAの傷，カタラーゼなど）が著しく低下した[2]．

［1］ A. Burns：*Dementia Geriatr. Cognit. Disord.*, **31** (2), p. 158-164 (2011)．　2） A. Zeraatpishe, S. Oryan, M. H. Bagheri, A. A. Pilevarian, A. A. Malekirad, M. Baeeri, M. Abdollahi：*Toxicol. Ind. Health*, **27** (3), p. 205-212 (2011).］

健康有害性

皮膚刺激　皮膚感作　眼刺激　呼吸器刺激　子宮収縮

ユーカリ（ブルーガム） Eucalyptus (Blue Gum)　フトモモ科

- 学　名：*Eucalyptus globulus*
- 主な産地：オーストラリア，スペイン
- 抽出方法：水蒸気蒸留法
- 抽出部位：葉
- Cas No.：8000-48-4
- 性　状：色：無色〜淡黄色　引火点：44〜48℃
  　　　　比重（20℃）：0.905〜0.925
  　　　　施光度（20℃）：0°〜+10°
  　　　　屈折率（20℃）：1.457〜1.470

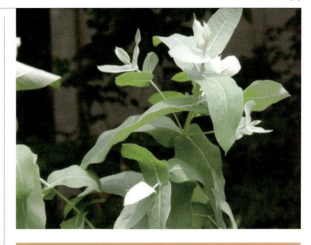

● 成　分

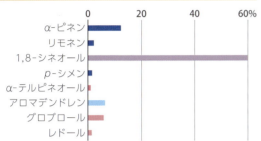

- α-ピネン
- リモネン
- 1,8-シネオール
- *p*-シメン
- α-テルピネオール
- アロマデンドレン
- グロブロール
- レドール

● 植物の特徴

オーストラリア原産で亜熱帯の高地に自生する高木．樹高は100 mにもなる．樹皮がはがれやすく，幹は青い灰色〜茶色．青い若葉と緑の成葉に強い芳香をもつ．花は白色，線のような白いおしべを密集させる．高い温度で実が開裂するため，山火事の後に芽吹くことが多い．

● 薬理作用

去痰，抗菌，鎮痙，鎮咳，粘液溶解，発汗

● 香　り

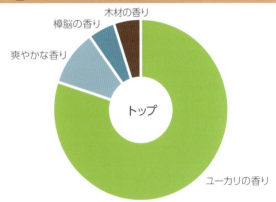

- 木材の香り
- 樟脳の香り
- 爽やかな香り
- トップ
- ユーカリの香り

● 抗菌スペクトル

大腸菌＋／黄色ブドウ球菌＋／緑膿菌－／サルモネラ菌＋／白癬菌－／カンジダ＋

● 適応疾患

・精神神経系：頭痛，集中力低下
・筋骨格系：筋肉痛，関節炎，リウマチ，捻挫
・呼吸器系：気管支炎，喘息，インフルエンザ，咽頭炎，風邪，呼吸困難
その他：アタマジラミ，虫除け

● 心理的な効果

呼吸を楽にし，うつな気分を落ち着ける．息苦しさからの解放．

● エビデンスデータ

特になし．

● 健康有害性

皮膚刺激　皮膚感作　呼吸器刺激

ユーカリ（細葉） Eucalyptus (Narrow-leaved)　フトモモ科

- 学　　名：*Eucalyptus radiata*
- 主な産地：オーストラリア，南アフリカ
- 抽出方法：水蒸気蒸留法
- 抽出部位：葉
- Cas No.：92201-64-4
- 性　　状：色：無色～淡黄色　引火点：43～51℃
  比重（20℃）：0.904～0.925
  施光度（20℃）：−5°～+10°
  屈折率（20℃）：1.457～1.475

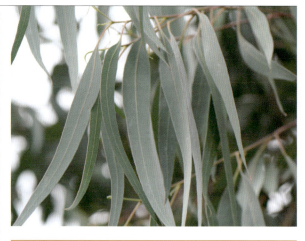

成　分

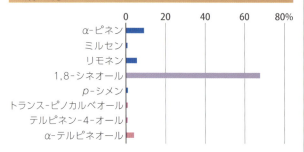

植物の特徴

オーストラリア原産で亜熱帯の高地に自生する高木．ブルーガム（*E. globulus*）に似ているが，葉が細いことが特徴である．

薬理作用

去痰，鎮痙，鎮咳，粘液溶解，発汗

香　り

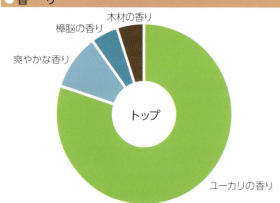

抗菌スペクトル

大腸菌＋／黄色ブドウ球菌＋／緑膿菌 ND／
サルモネラ菌 ND／白癬菌−／カンジダ＋

適応疾患

- 精神神経系：集中力低下，ストレス
- 呼吸器系：風邪の予防と緩和，花粉症，呼吸器症状（緩和ケア）
- 皮膚科系：皮膚炎，外傷，火傷，虫刺され
その他：緩和ケア

心理的な効果

リフレッシュ作用．冷却作用，頭脳明晰化，集中力，呼吸を楽にし，活力を生む．

エビデンスデータ

特になし．

健康有害性

皮膚刺激　皮膚感作　眼刺激　呼吸器刺激

ユーカリ（レモン）Eucalyptus (Lemon)　　　フトモモ科

- 学　名：*Eucalyptus citriodora*
- 主な産地：インド，中国，ブラジル
- 抽出方法：水蒸気蒸留法
- 抽出部位：葉
- Cas No.：85203-56-1
- 性　状：色：無色〜淡黄色　引火点：74〜78℃
  比重（20℃）：0.850〜0.880
  施光度（20℃）：−1°〜+3°
  屈折率（20℃）：1.448〜1.460

成　分

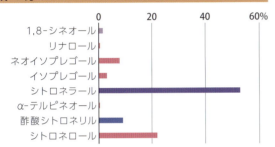

1,8-シネオール
リナロール
ネオイソプレゴール
イソプレゴール
シトロネラール
α-テルピネオール
酢酸シトロネリル
シトロネロール

植物の特徴

オーストラリア原産で高さ30mほどになる常緑高木．葉は互生し，樹皮は縦に剥がれる．花は白色の長い雄しべが目立ち，花序をつくる．

薬理作用

去痰，抗炎症，鎮痙，鎮咳，粘液溶解，発汗

香　り

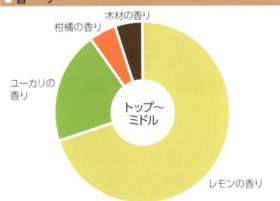

抗菌スペクトル

大腸菌++／黄色ブドウ球菌+++／緑膿菌++／
サルモネラ菌++／白癬菌+++／カンジダ+

適応疾患

・精神神経系：ストレス，精神疲労
・筋骨格系：筋肉痛，肩こり，関節炎，リウマチ，坐骨神経痛
・呼吸器系：喉の痛み，喘息，咽頭炎，風邪
・皮膚科系：白癬，ヘルペス感染症，外傷

心理的な効果

精神の昂りを抑え，心を落ち着かせる．

エビデンスデータ

特になし．

健康有害性

ユズ Yuzu

ミカン科

- 学　名：*Citrus junos*
- 主な産地：韓国，中国，日本
- 抽出方法：水蒸気蒸留法
- 抽出部位：果皮
- Cas No.：―
- 性　状：色：無色　引火点：50℃
  　　　　比重（20℃）：0.851
  　　　　施光度（20℃）：-82.6°
  　　　　屈折率（20℃）：1.475

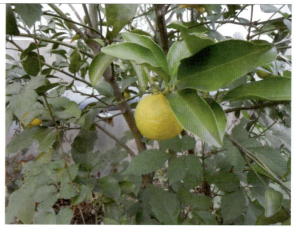

成　分

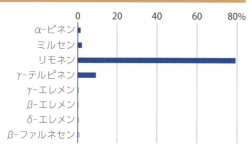

植物の特徴

　樹高4mほどになる中国原産の常緑小高木．枝には大きな棘がある．6月頃に，芳香のある直径3cmほどの白い花を咲かせる．果実は直径5〜8cmで明るい黄色，果皮が厚く凸凹している．日本では冬至の日に，ユズ湯に入り温まる習慣がある．

薬理作用

血行促進，抗ウイルス，抗真菌，殺菌，鎮痙，鎮静

香　り

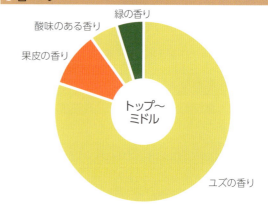

抗菌スペクトル

大腸菌- / 黄色ブドウ球菌- / 緑膿菌ND /
サルモネラ菌ND / 白癬菌+ / カンジダ-

適応疾患

- 精神神経系：不安障害
- 循環器系：冷え性，浮腫
- 呼吸器系：風邪，インフルエンザ
- 消化器系：便秘，食欲不振

心理的な効果

穏やかで和やかな気分をもたらす．希望を与え，不安を取り除く．

エビデンスデータ

　20人の健康な女性に，ユズの香りを10分間かがせたところ，ストレスの指標として用いられるだ液中のクロモグラニンAが減少した．30分間の噴霧ではさらに減少した．緊張や落ち込みなどの感情的な指標も改善された．
[T. Matsumoto, H. Asakura, T. Hayashi：*J. Alterna. Complement. Med*., **20** (6), p. 500-506 (2014)]

健康有害性

皮膚刺激　皮膚感作　眼刺激　呼吸器刺激　光毒性

ライム Lime

ミカン科

- 学　名：*Citrus aurantifolia*
- 主な産地：エジプト，西インド諸島，米国，メキシコ
- 抽出方法：水蒸気蒸留法，圧搾法
- 抽出部位：果皮
- Cas No.：8008-26-2
- 性　状：色：無色～淡緑色　引火点：48～59℃
  　　　　比重（20℃）：0.852～0.870
  　　　　施光度（20℃）：＋41°～＋45°
  　　　　屈折率（20℃）：1.472～1.478

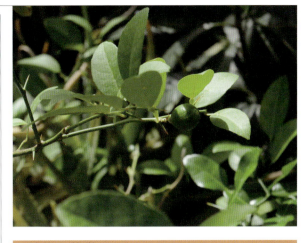

成　分

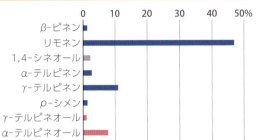

植物の特徴

インド，ミャンマー，フィジーなどのアジア，オセアニアの熱帯地域に自生する常緑低木．果実はレモンに似ているが，乳頭が小さく全体も少し小さい．茎には棘があり，葉に翼葉がある．芳香をもつ花は，赤みを帯びるレモンと比べて，蕾でも開花後でも白い．

薬理作用

抗ウイルス，抗真菌，殺菌，鎮痛

香　り

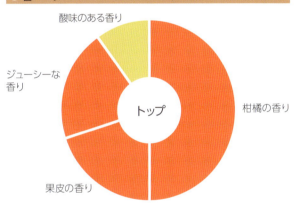

抗菌スペクトル

大腸菌＋ / 黄色ブドウ球菌＋ / 緑膿菌－ /
サルモネラ菌－ / 白癬菌ND / カンジダ＋

適応疾患

- 精神神経系：不安障害，精神疲労，うつ病
- 呼吸器系：喘息，気管支炎，喉の痛み，インフルエンザ
- 消化器系：消化不良，口内炎

その他：ワモンゴキブリ，チャバネゴキブリの忌避・致死，イエバエ（成虫）の殺虫

心理的な効果

心を爽やかにリフレッシュ，不安や憂鬱を取り除く．みずみずしさを想像させる．

エビデンスデータ

マラリアに感染している子どもに，抗マラリア薬を投与する際に一緒にライムジュースを飲ませた．その結果，抗マラリア薬だけを投与した子どもより，マラリア原虫が少なくなるまでの時間が短かった．また，マラリア原虫の完全な駆除に成功した子どもの数も多かった．

[S. A. Adegoke, O. A. Oyelami, O. S. Olatunya, L. A. Adeyemi：*Phytotherapy Research*, 25 (10), p. 1547-1550 (2011).]

健康有害性

皮膚刺激　皮膚感作　眼刺激　呼吸器刺激　光毒性

ラバンジン Lavandin
シソ科

- 学　　名：*Lavandula hybrida*
- 主な産地：イタリア，ブルガリア，南フランス，ロシア
- 抽出方法：水蒸気蒸留法
- 抽出部位：葉，花
- Cas No.：8022-15-9
- 性　　状：色：無色〜淡黄色　引火点：73〜75℃
  比重（20℃）：0.885〜0.897
  施光度（20℃）：−9°〜−5°
  屈折率（20℃）：1.456〜1.466

● 成　分

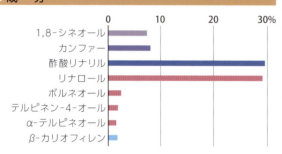

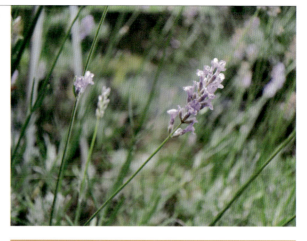

● 植物の特徴

スパイクラベンダー（*L. spica*）とコモンラベンダー（*L.angustifolia*）の交雑種．コモンラベンダーによく似ているが花の色は淡く，茎の先端が三つに分かれ，おのおのに花がつく．コモンラベンダーより低地で育ち，耐寒性が強いため，生産量が多い．

● 薬理作用

抗炎症，抗菌，抗痙攣，殺菌，鎮静

● 香　り

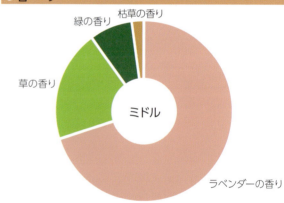

● 抗菌スペクトル

大腸菌＋／黄色ブドウ球菌＋／緑膿菌−／
サルモネラ菌 ND／白癬菌＋／カンジダ＋

● 適応疾患

・精神神経系：精神疲労
・筋骨格系：筋肉痛，肩こり
・呼吸器系：風邪
その他：スポーツアロマ（筋疲労回復・けがの予防）

● 心理的な効果

リラックスよりリフレッシュ効果．頭を爽やかにし鎮静，抗うつ効果．

● エビデンスデータ

外科手術を行う 150 人の成人患者を，コントロール群，ラバンジンオイルケア群，ホホバオイルケア群の三つに分け，手術前の不安感について調べた．その結果，ラバンジンを用いた群で，手術室への移動時の不安感が低下した．
[R. Braden, S. Reichow, M. A. Halm：*Journal of Perianesthesia Nursing*, 24(6), p. 348-355 (2009).]

● 健康有害性

ラベンダー Lavender

シソ科

- 学　名：*Lavandula angustifolia*
- 主な産地：イタリア，英国，オーストラリア，南フランス
- 抽出方法：水蒸気蒸留法
- 抽出部位：葉，花
- Cas No.：8000-28-0
- 性　状：色：淡黄色　引火点：65〜76℃
  比重（20℃）：0.880〜0.898
  施光度（20℃）：−12°〜−7°
  屈折率（20℃）：1.455〜1.472

成　分

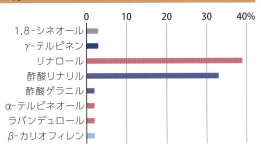

植物の特徴

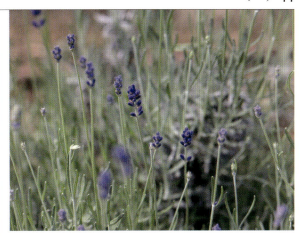

　地中海沿岸が原産の常緑の多年生植物もしくは半低木．草丈20〜150 cmとなる．シソ科の特徴の唇弁をもった小さな花を穂状花序に咲かせ，四稜形の茎に十字対生に葉がつく．名前はラテン語で「洗う」を意味する「ラワーレ」が由来．

薬理作用

駆風，血糖降下，抗うつ，抗炎症，抗カタル，収斂，鎮痙，鎮静，通経，皮膚軟化，癒傷，利尿

抗菌スペクトル

大腸菌＋＋／黄色ブドウ球菌＋＋／緑膿菌＋＋／
サルモネラ菌＋／白癬菌＋＋／カンジダ＋＋

適応疾患

- 精神神経系：不眠症，心身症，うつ病，緊張やストレスが原因の頭痛，喫煙欲求
- 筋骨格系：運動前の筋肉痙攣，肩こり，膝の痛み，腰痛，坐骨神経痛
- 循環器系：高血圧，動悸，静脈瘤
- 呼吸器系：鼻づまりによる呼吸困難，風邪，インフルエンザ，喘息，気管支炎
- 消化器系：便秘，腹痛，消化不良，吐き気
- 婦人科系：月経困難症，月経不順
- 皮膚系：アトピー性皮膚炎，接触性皮膚炎を含む湿疹，皮膚炎，外傷，火傷

その他：緩和ケア，ヒゼンダニ除去

香　り

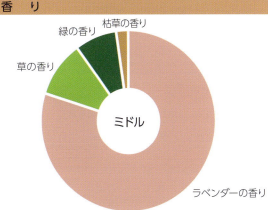

心理的な効果

　心を落ち着かせ，身体，感情両面のリラックス．鎮静効果の後の安眠もしくは集中作業の双方に効果をもたらす．

エビデンスデータ

　歯の治療に訪れた18歳〜77歳までの200人に対して，ラベンダーとオレンジオイルが不安などにどう影響するのかを調べた．治療を待つ間に香りをかがせたところ，いずれの場合も不安がやや解消され，ムードもよくなった[1]．
　痴呆が進んだ15人の患者に対して，1日おきに部屋内に2%のラベンダーオイルを2時間噴霧させたところ，9人に行動の改善がみられた．一方，5人は変わらず，1人は悪くなった[2]．

[1] J. Lehrner, G. Marwinski, S. Lehr, P. Johren, L. Deecke：*Physiol. Behav.*, **86**, 92-95 (2005). 2) C. Holmes, V. Hopkins, C. Hensford, V. MacLaughlin, D. Wilkinson, H. Rosenvinge：*International Journal of Geriatric Psychiatry*, **17** (4), p. 305-308 (2002).]

健康有害性

レモン Lemon　　　　ミカン科

- 学　　名：*Citrus limonum*
- 主な産地：イタリア，スペイン，ブラジル，米国
- 抽出方法：圧搾法
- 抽出部位：果皮
- Cas No.：8008-56-8
- 性　　状：色：淡黄色〜黄緑色　引火点：45〜57℃
  比重（20℃）：0.840〜0.865
  施光度（20℃）：+55°〜+75°
  屈折率（20℃）：1.465〜1.485

● 成　分

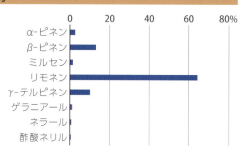

● 薬理作用

強壮，去痰，駆風，抗うつ，抗リウマチ，収斂，鎮静，免疫賦活，発赤

● 抗菌スペクトル

大腸菌+ / 黄色ブドウ球菌++ / 緑膿菌− /
サルモネラ菌− / 白癬菌+ / カンジダ++

● 適応疾患

- 精神神経系：精神疲労，集中力低下，記憶力低下
- 骨格筋系：運動前の筋肉痙攣予防，関節炎，痛風
- 循環器系：冷え症，静脈瘤，動脈硬化，浮腫，腹水
- 消化器系：便秘，吐き気・嘔吐，胃酸過多，消化不良，肥満，痔

その他：口臭（歯周病），イエバエ（幼虫）の殺虫

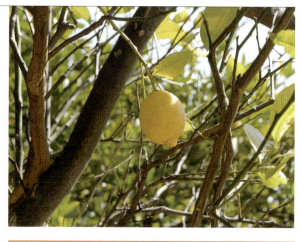

● 植物の特徴

　インド原産の枝に刺のある常緑の低木．葉は直径5〜7cmで幅の広い卵形，クチクラに覆われ光沢がある．初夏に芳香のある白い花が咲き，冬に果実が黄熟する．葉，花，果実に芳香をもつ．中世に十字軍が欧州に持ち込み，現在はイタリアが主要な産地となった．

● 香　り

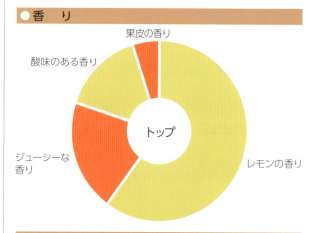

● 心理的な効果

考えや目的を明快にする．元気づける．肉体的エネルギーを癒し浄化．頭を明晰化．

● エビデンスデータ

　妊婦100人に対して，気持ち悪さを感じた際にレモンの香りをかがせたところ，吐き気が治まり，嘔吐することも減った[1]．
　口腔カンジダを発症しているHIV患者に対して，レモンジュースを11日間使用したところ，よく用いられるゲンチアナバイオレット溶液より治療効果が高かった[2]．

［1）P. Y. Kia, F. Safajou, M. Shahnazi, H. Nazemiyeh：*Iranian Red Crescent Medical Journal*, 16 (3), e14360 (2014).　2）S. C. Wright, J. Maree, M. Sibanyoni：*Phytomedicine*, 16, p. 118-124 (2009).］

● 健康有害性

皮膚刺激　皮膚感作　眼刺激　呼吸器刺激　光毒性

レモングラス Lemongrass

イネ科

- 学　　名：*Cymbopogon citratus*
- 主な産地：グアテマラ，ハイチ，マダガスカル
- 抽出方法：水蒸気蒸留法
- 抽出部位：葉
- Cas No.：8007-02-1
- 性　　状：色：淡黄色　引火点：71〜90℃
  比重（20℃）：0.869〜0.904
  施光度（20℃）：−5°〜＋2°
  屈折率（20℃）：1.478〜1.500

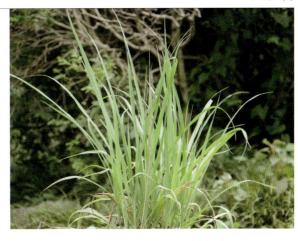

● 成　分

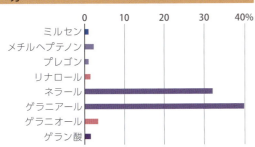

● 植物の特徴

　インド原産の多年草本植物．花は複合花序．ブラジル，西インド諸島，スリランカ，中国，フィジーなどでも栽培される．草丈は1m弱で，地面から1本ずつ細長い葉を伸ばす．葉，茎に芳香をもち，タイ料理のトムヤムクンなどの料理にも使われる．茎は赤みを帯びており，根元は白い．

● 薬理作用

駆風，解熱，健胃，抗炎症，抗菌，抗酸化，抗真菌，収斂，消臭，鎮静，皮膚軟化

● 香　り

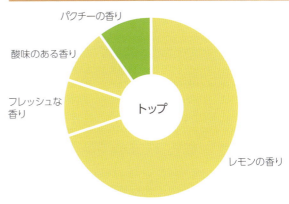

● 抗菌スペクトル

大腸菌＋＋／黄色ブドウ球菌＋＋＋／緑膿菌＋／
サルモネラ菌＋＋／白癬菌＋＋＋／カンジダ＋＋＋

● 適応疾患

- 精神神経系：精神疲労，頭痛，ストレス
- 筋骨格系：筋肉痛，運動前の筋肉痙攣
- 循環器系：冷え性
- 消化器系：腹痛，消化不良，胃腸炎

その他：ガの忌避，う蝕，歯周病，口腔カンジダ症

● 心理的な効果

精神的な疲労困憊．精神の高揚，元気にし，挑戦する心構え．心霊力の気づきと浄化という表現．

● エビデンスデータ

　30人のボランティアが，レモングラスオイルが入った整髪料を1日2回使ったところ，7日目にはフケが出にくくなり，14日目にはその傾向がさらに強まった．5，10，15％の濃度で試したが，10％が一番効果が高かった[1]．

　20人のボランティアがレモングラスオイルが入った洗口液を用いたところ，8日目には，硫黄合成物の量を指標として測定すると口臭が減った[2]．

[1] W. Chaisripipat, N. Lourith, M. Kanlayavattanakul：*Forschende Komplementärmedizin*, 22 (4), p. 226-236 (2015)． 2) P. Satthanakul, S. Taweechaisupapong, J. Paphangkorakit, M. Pesee, P. Timabut, W. Khunkitti：*J. Appl. Microbiol.*, 118 (1), p. 11-17 (2015).］

● 健康有害性

皮膚刺激　皮膚感作　眼刺激　呼吸器刺激

ローズアブソリュート Rose Absolute

バラ科

- 学　　名：*Rosa centifolia*
- 主な産地：フランス，モロッコ
- 抽出方法：溶剤抽出法
- 抽出部位：花
- Cas No.：8007-01-0
- 性　　状：色：赤茶色　引火点：71〜90℃
  　　　　　比重（20℃）：0.869〜0.904
  　　　　　施光度（20℃）：−5°〜＋2°
  　　　　　屈折率（20℃）：1.478〜1.500

成　分

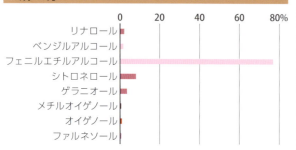

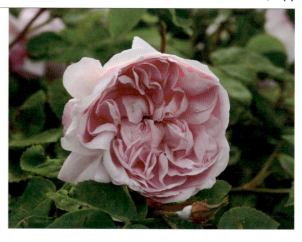

植物の特徴

落葉性低木．茎に棘があり，葉は羽状複葉．花は白色であり，少しピンク色を帯びることもある．学名「*centifolia*」やキャベジローズという一般名は，多数の花弁を意味する．

薬理作用

抗菌，鎮静，通経

香　り

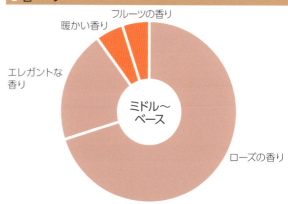

抗菌スペクトル

大腸菌＋ / 黄色ブドウ球菌 ND / 緑膿菌 ND / サルモネラ菌＋ / 白癬菌 ND / カンジダ ND

適応疾患

- 精神神経系：不安障害，うつ病，情緒不安定，ストレス
- 循環器系：高血圧，不整脈，動悸，冷え性
- 婦人科系：月経不順，不妊症，月経困難症

心理的な効果

喪失感，悲しみ，落ち込みなどから心のバランスを取り戻す．

エビデンスデータ

特になし．

健康有害性

皮膚刺激　皮膚感作　眼刺激　呼吸器刺激

ローズオットー Rose Otto

バラ科

- 学　　名：*Rosa damascena*
- 主な産地：トルコ，ブルガリア，モロッコ
- 抽出方法：水蒸気蒸留法
- 抽出部位：花
- Cas No.：90106-38-0
- 性　　状：色：淡黄色　引火点：54〜76℃
  比重（20℃）：0.840〜0.890
  施光度（20℃）：-8°〜-1°
  屈折率（20℃）：1.451〜1.484

● 成　分

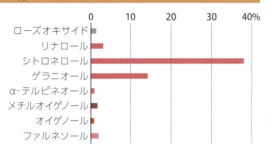

- ローズオキサイド
- リナロール
- シトロネロール
- ゲラニオール
- α-テルピネオール
- メチルオイゲノール
- オイゲノール
- ファルネソール

● 薬理作用

抗うつ，収斂，鎮痙，鎮静，通経

● 抗菌スペクトル

大腸菌＋ / 黄色ブドウ球菌＋ / 緑膿菌－ /
サルモネラ菌＋ / 白癬菌＋＋ / カンジダ＋＋

● 適応疾患

・精神神経系：不安障害，うつ病，情緒不安定
・循環器系：高血圧，不整脈，動悸，冷え性
・呼吸器系：喘息，花粉症
・消化器系：胃腸炎，消化性潰瘍，消化不良
・婦人科系：月経不順，不妊症，月経困難症
・皮膚科系：外傷，ヘルペス
その他：緩和ケア

● 植物の特徴

　落葉性低木．草丈2mほどとなり，茎に刺と剛毛がつく．葉は羽状複葉で五つの小葉をもつ．花はピンク色で濃淡はさまざまであり，多くの花弁をもつ．ブルガリアのダマスク地方で栽培されることから名前がついた．ガリカローズ（*R. gallica*）とモスカータローズ（*R. moschata*）の交雑で得られたといわれる．

● 香　り

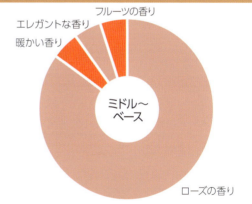

- フルーツの香り
- エレガントな香り
- 暖かい香り
- ミドル〜ベース
- ローズの香り

● 心理的な効果

催淫作用と心酔作用．不安を乗り越えバランスと調和を．女性的な精油で，これを愛する女性が多く，失望，抑うつ，悲嘆，嫉妬から解放し自己愛と幸福感へと導く．

● エビデンスデータ

特になし．

● 健康有害性

皮膚刺激　皮膚感作　呼吸器刺激　変異原性　発がん性　女性ホルモン

ローズマリー Rosemary　　　　シソ科

- 学　名：*Rosmarinus officinalis*
- 主な産地：スペイン, チュニジア, トルコ, モロッコ
- 抽出方法：水蒸気蒸留法
- 抽出部位：全草
- Cas No.：8000-25-7
- 性　状：色：無色～淡黄色　引火点：40～49℃
  比重（20℃）：0.870～0.920
  施光度（20℃）：−5°～＋8°
  屈折率（20℃）：1.450～0.480

成　分

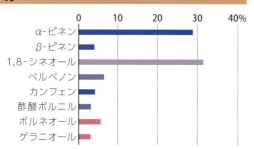

植物の特徴

地中海沿岸地域が原産の常緑の小低木．立性とほふく性があり，立性では草丈1～2mとなる．半耐寒性～耐寒性．二つの唇弁をもった小さな花を穂状花序に咲かせ，ひし形の茎が特徴．枝葉は密集している．花は青～紫色，白色もある．花や葉に芳香成分を豊富にもつ．

薬理作用

去痰，駆風，抗菌，抗酸化，消化，鎮痙，鎮静，通経，発汗，発赤，利尿

抗菌スペクトル

大腸菌＋/黄色ブドウ球菌＋/緑膿菌−/
サルモネラ菌＋/白癬菌ND/カンジダ＋

適応疾患

- 精神神経系：集中力低下，記憶力低下，認知症，頭痛，気力・低下，ストレス
- 筋骨格系：運動前の筋肉痙攣予防，肩こり，膝の痛み，坐骨・神経痛，リウマチ
- 循環器系：低血圧，冷え性，静脈瘤，動脈硬化，浮腫
- 呼吸器系：風邪，鼻づまりによる呼吸困難，喘息，気管支炎
- 消化器系：大腸炎，消化不良，便秘，胆嚢炎，胆石

その他：アタマジラミの致死，頭皮のケア

香　り

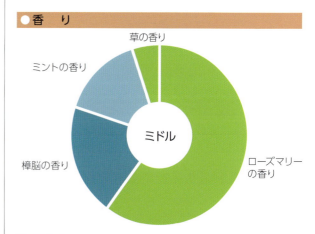

心理的な効果

頭脳明晰化，記憶力増進．無気力，うつに効果．精神疲労，精神の明快さ改善．記憶力，集中力を高める．気持ちを爽快化．

エビデンスデータ

144人を，ラベンダーオイルとローズマリーオイルの両方，いずれか，コントロールの三群に分けて，香りをかいでもらった．その後，物の認識に関する影響を調べたところ，ラベンダーは記憶や集中について低下させ，ローズマリーは記憶を強めた．
[M. Moss, J. Cook, K. Wesnes, P. Duckett：*Int. J. Neurosci.*, 113 (1), p. 15-38 (2003).]

健康有害性

皮膚刺激　皮膚感作　眼刺激　呼吸器刺激　子宮収縮

Ⅱ

成 分 編

成分編　ページの見方

危険有害性について

　化学品（化学物質または混合物）の危険有害性は，GHS（The Globally Harmonized System of Classification and Labelling of Chemicals，化学品の分類および表示に関する世界調和システム）によって，世界的に統一された基準に従って分類し，ラベルや安全データシート（SDS）の内容を同じくすることが定められている．

　GHSで分類・表示される危険有害性には，引火性などの「物理化学的危険性」，急性毒性などの「健康有害性」，環境に対する「水生環境有害性」があり，それぞれの程度に応じた絵表示（シンボル）と注意喚起のための表示（注意喚起語），危険有害性情報などの表示が定められている．

　精油成分は化学物質であり，精油はその混合物であるため，この分類表示により危険有害性を正しく知り，精油を正しく取り扱うことで，誤った取り扱いによって引き起こされる事故などを防ぐことができる．リスクを最小限におさえて，人の健康および環境の保護に努める必要がある．

　精油成分の危険有害性を次の表にまとめる．

表　GHSに基づく危険有害性の分類・表示

分　類	区　分	注意喚起語	シンボル	危険有害性情報
物理化学的危険性				
引火性液体，引火点　23～60℃	3	警　告	🔥	引火性液体
引火性液体，引火点　60～93℃	4	警　告	なし	可燃性液体
可燃性固体	2	警　告	🔥	可燃性固体
健康有害性				
急性毒性（経口），LD_{50} 300～2000 mg/kg	4	警　告	！	飲み込むと有毒
急性毒性（経口），LD_{50} 2000～5000 mg/kg	5	警　告	なし	飲み込むと有毒のおそれ
皮膚腐食性	1	危　険	腐食	重篤な皮膚の損傷
皮膚刺激性	2	警　告	！	皮膚刺激
軽度刺激性	3	警　告	なし	経度の皮膚刺激

表　GHSに基づく危険有害性の分類・表示　つづき

分　類	区　分	注意喚起語	シンボル	危険有害性情報
眼刺激性（非可逆的作用）	1	危　険		重篤な眼の損傷
眼刺激性	2A	警　告		強い眼刺激
皮膚感作性	1	警　告		アレルギー性皮膚反応を起こすおそれ
生殖細胞変異原性	2	警　告		遺伝性疾患を起こすおそれの疑い
発がん性	2	警　告		発がんのおそれの疑い
特定標的臓器毒性（単回暴露）	2	警　告		臓器の障害のおそれ
特定標的臓器毒性（気道刺激性）	3	警　告		呼吸器への刺激のおそれ
特定標的臓器毒性（麻酔作用）	3	警　告		眠気やめまいのおそれ
特定標的臓器毒性（反復暴露）	2	警　告		長期使用における臓器の障害のおそれ
吸引性呼吸器有害性	1	危　険		飲み込んで気道に侵入すると生命に危険のおそれ

環境有害性

分　類	区　分	注意喚起語	シンボル	危険有害性情報
水生環境急性有害性	1	警　告		水生生物に非常に強い毒性
水生環境急性有害性	2	な　し	な　し	水生生物に毒性
水生環境慢性有害性	1	警　告		長期的影響により水生生物に非常に強い毒性
水生環境慢性有害性	2	な　し		長期的影響により水生生物に毒性

サビネン（Sabinene） モノテルペン炭化水素類

- 分子式： C₁₀H₁₆
- 分子量： 136.238
- Cas No.： 3387-41-5
- 引火点： 37℃
- 用途

  精油の芳香成分

構造式

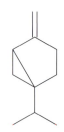

薬理作用

抗菌

含有精油

アンジェリカ，オレンジ，グレープフルーツ，ネロリ，ヒノキ，ブラックペッパー，フランキンセンス

危険有害性

- ●注意喚起語：警告
- ●シンボル：

- ●危険有害性情報：
  - 引火性液体
  - 皮膚刺激
  - 強い眼刺激
  - 呼吸器への刺激のおそれ

γ-テルピネン（γ-Terpinene） モノテルペン炭化水素類

- 分子式： C₁₀H₁₆
- 分子量： 136.238
- Cas No.： 99-85-4
- 引火点： 50〜52℃
- 用途

  精油の芳香成分

構造式

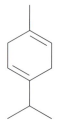

薬理作用

抗炎症，抗菌，抗酸化，鎮痛，忌避

含有精油

タイム，ティートリー，ニアウリ，ヒノキ，フェンネル，プチグレン，ベルガモット，マジョラム，マンダリン，ユズ，ライム，ラベンダー，レモン

危険有害性

- ●注意喚起語：警告
- ●シンボル：

- ●危険有害性情報：
  - 引火性液体
  - 皮膚刺激
  - 強い眼刺激
  - 呼吸器への刺激のおそれ
  - 長期的影響により水生生物に毒性

テルピノレン（Terpinolene） モノテルペン炭化水素類

- 分子式： C10H16
- 分子量： 136.238
- Cas No.： 586-62-9
- 引火点： 38℃
- 用途

  精油の芳香成分

- 薬理作用

  抗酸化，抗がん，鎮静

- 含有精油

  サイプレス，ティートリー，パイン，ヒノキ，マジョラム，マンダリン

- 構造式

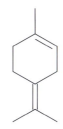

- 危険有害性

  ● 注意喚起語：危険
  ● シンボル：

  ● 危険有害性情報：

  引火性液体
  飲み込むと有害のおそれ
  飲み込んで気道に侵入すると生命に危険のおそれ
  水生生物に強い毒性
  長期的影響により水生生物に強い毒性

パラーシメン（p-Cymene） モノテルペン炭化水素類

- 分子式： C10H14
- 分子量： 134.222
- Cas No.： 99-87-6
- 引火点： 47〜52℃
- 用途

  精油の芳香成分，不斉合成触媒

- 薬理作用

  血管拡張，抗炎症，抗菌，抗酸化，殺虫，鎮痛

- 含有精油

  アンジェリカ，ゲットウ，コリアンダー，タイム，フェンネル，フランキンセンス，ユーカリ（ブルーガム），ライム

- 構造式

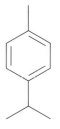

- 危険有害性

  ● 注意喚起語：危険
  ● シンボル：

  ● 危険有害性情報：

  引火性液体
  飲み込んで気道に侵入すると生命に危険のおそれ
  眠気やめまいのおそれ
  皮膚刺激
  水生生物に毒性
  長期的影響により水生生物に毒性

α/β-ピネン（α/β-Pinene） モノテルペン炭化水素類

- 分子式： C$_{10}$H$_{16}$
- 分子量： 136.238
- Cas No.： 80-56-8/127-91-3
- 引火点： 33℃/36℃
- 用 途

合成香料の原料，香粧品および食品香料原料，精油の芳香成分，誘引剤

- 構造式

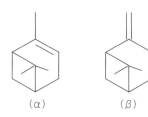

(α)　　(β)

- 薬理作用

α：抗炎症，抗潰瘍，抗菌，軟骨保護
β：抗ウイルス，鎮痛

- 含有精油

α：アンジェリカ，オレンジ，カユプテ，グレープフルーツ，クロモジ，ゲットウ，コリアンダー，サイプレス，ジュニパー，スギ，タイム，ティートリー，ニアウリ，パイン，ヒノキ，フェンネル，など
β：カルダモン，カンファー，スギ，ネロリ，ブラックペッパー，ベルガモット，レモン

- 危険有害性

●注意喚起語：危険
●シンボル：

●危険有害性情報：

引火性液体
飲み込んで気道に侵入すると生命に危険のおそれ
皮膚刺激
強い眼刺激
アレルギー皮膚反応を起こすおそれ
呼吸器への刺激のおそれ
水生生物に強い毒性
長期的影響により水生生物に強い毒性

α/β-フェランドレン（α/β-Phelandrene） モノテルペン炭化水素類

- 分子式： C$_{10}$H$_{16}$
- 分子量： 136.238
- Cas No.： 4221-98-1/555-10-2
- 引火点： 42～49℃
- 用 途

精油の芳香成分

- 構造式

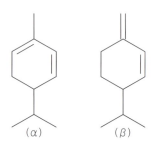

(α)　　(β)

- 薬理作用

α：抗うつ，抗がん，細胞賦活，鎮痛

- 含有精油

α：アンジェリカ，ティートリー
β：ティートリー，ジンジャー

- 危険有害性

●注意喚起語：警告
●シンボル：

●危険有害性情報：

引火性液体
皮膚刺激
アレルギー皮膚反応を起こすおそれ

ミルセン（Myrcene） モノテルペン炭化水素類

- 分子式： C10H16
- 分子量： 136.238
- Cas No.： 123-35-3
- 引火点： 32〜44℃
- 用途

合成香料原料，精油の芳香成分，接着剤合成原料，誘引剤

- 構造式

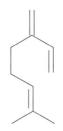

- 薬理作用

害虫忌避，抗炎症，抗潰瘍，神経保護，鎮痛

- 含有精油

オレンジ，カンファー，グレープフルーツ，コリアンダー，サイプレス，ジュニパー，スギ，ニアウリ，プチグレン，ブラックペッパー，フランキンセンス，ベルガモット，マンダリン，ユーカリ（細葉），ユズ，レモン，レモングラス

- 危険有害性

● 注意喚起語：警告

● シンボル：

● 危険有害性情報：

引火性液体
皮膚刺激
強い眼刺激
発がんのおそれの疑い
生殖機能または胎児への悪影響のおそれの疑い
水生生物に強い毒性
長期的影響により水生生物に強い毒性

リモネン（Limonene） モノテルペン炭化水素類

- 分子式： C10H16
- 分子量： 136.238
- Cas No.： 138-86-3
- 引火点： 48〜51℃
- 用途

香粧品および食品香料原料，殺虫剤，除草剤，精油の芳香成分

- 構造式

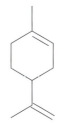

- 薬理作用

抗ウイルス，抗うつ，抗菌，抗酸化，殺ダニ，鎮痙，鎮痛

- 含有精油

アンジェリカ，オレンジ，カユプテ，カルダモン，カンファー，グレープフルーツ，クロモジ，ゲットウ，シトロネラ，ジュニパー，ニアウリ，ネロリ，プチグレン，ブラックペッパー，フランキンセンス，ペパーミント，ベルガモット，マンダリン，ユズ，ライム，レモン

- 危険有害性

● 注意喚起語：危険

● シンボル：

● 危険有害性情報：

引火性液体
飲み込んで気道に侵入すると生命に危険のおそれ
皮膚刺激
アレルギー皮膚反応を起こすおそれ
水生生物に強い毒性
長期的影響により水生生物に強い毒性

α/δ-カジネン（α/δ-Cadinene）

セスキテルペン炭化水素類

- 分子式： C15H24
- 分子量： 204.357
- Cas No.： 24406-05-1/483-76-1
- 引火点： 106〜110℃
- 用途

  精油の芳香成分

- 構造式

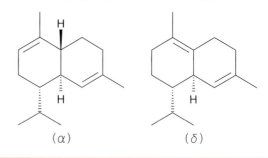

（α）　　　　　　　（δ）

- 薬理作用

  抗真菌，殺ダニ

- 危険有害性

  ●注意喚起語：　—　　●危険有害性情報：
  ●シンボル：　　　　　なし

- 含有精油

  α：シダーウッド
  δ：ジュニパー，パイン

カマズレン（Chamazulene）

セスキテルペン炭化水素類

- 分子式： C14H16
- 分子量： 184.282
- Cas No.： 529-05-5
- 引火点： 137℃
- 用途

  精油の芳香成分

- 構造式

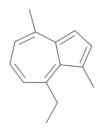

- 薬理作用

  抗炎症，抗酸化

- 危険有害性

  ●注意喚起語：　—　　●危険有害性情報：
  ●シンボル：　　　　　なし

- 含有精油

  カモミール（ジャーマン）

β-カリオフィレン（β-Caryophyllene）　セスキテルペン炭化水素類

- 分子式： C15H24
- 分子量： 204.357
- Cas No.： 87-44-5
- 引火点： 93〜97℃
- 用途

合成香料原料，香粧品および食品香料原料

- 薬理作用

抗がん，抗酸化，抗菌，美白，ハエの産卵抑制，幼虫駆除，肝臓疾患軽減

- 含有精油

イランイラン，カユプテ，クラリセージ
クローブ，シナモン，ジュニパー，タイム，
ニアウリ，パイン，パチュリ，パルマローザ，
ペパーミント，ヘリクリサム，メリッサ，
ラベンダー

- 構造式

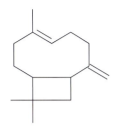

- 危険有害性

● 注意喚起語：警告
● シンボル：

● 危険有害性情報：
　皮膚刺激
　呼吸器への刺激のおそれ

ゲルマクレン D（Germacrene D）　セスキテルペン炭化水素類

- 分子式： C15H24
- 分子量： 204.357
- Cas No.： 23986-74-5
- 引火点： 112℃
- 用途

精油の芳香成分，誘引剤

- 薬理作用

害虫忌避

- 含有精油

イランイラン，カモミール（ジャーマン），
クラリセージ，ジュニパー，ハッカ

- 構造式

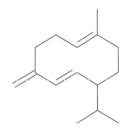

- 危険有害性

● 注意喚起語： ―
● シンボル：

● 危険有害性情報：
　なし

α-ビサボレン（α-Bisabolene）

セスキテルペン炭化水素類

- 分子式： C15H24
- 分子量： 204.357
- Cas No.： 17627-44-0
- 引火点： 110℃
- 用　途

精油の芳香成分

- 構造式

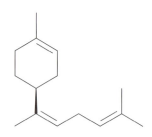

- 薬理作用

抗がん，鎮痙

- 危険有害性

●注意喚起語：　—　　　●危険有害性情報：
●シンボル：　　　　　　なし

- 含有精油

カモミール（ジャーマン）
β：ヘリクリサム

α-ヒマカレン（α-Himachalene）

セスキテルペン炭化水素類

- 分子式： C15H24
- 分子量： 204.357
- Cas No.： 3853-83-6
- 引火点： 105℃
- 用　途

精油の芳香成分

- 構造式

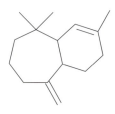

- 薬理作用

殺虫（イエバエ）

- 危険有害性

●注意喚起語：　—　　　●危険有害性情報：
●シンボル：　　　　　　なし

- 含有精油

シダーウッド

α-ファルネセン（α-Farnesene）　　セスキテルペン炭化水素類

- 分子式：　C$_{15}$H$_{24}$
- 分子量：　204.357
- Cas No.：　502-61-4
- 引火点：　110～116℃
- 用　途

精油の芳香成分

- 構造式

- 薬理作用

抗酸化，ゴキブリ忌避および殺虫

- 危険有害性

● 注意喚起語：警告
● シンボル：
● 危険有害性情報：
　経度の皮膚刺激

- 含有精油

イランイラン，ジャスミン，ハッカ，マンダリン
β：カモミール（ジャーマン），ユズ

ゲラニオール（Geraniol）　　モノテルペンアルコール類

- 分子式：　C$_{10}$H$_{18}$O
- 分子量：　154.253
- Cas No.：　106-24-1
- 引火点：　101～112℃
- 用　途

香粧品および食品香料原料
誘引剤

- 構造式

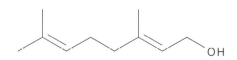

- 薬理作用

アテローム部位生成抑制，抗うつ，抗炎症，抗酸化，
コレステロール低下，抗真菌

- 危険有害性

● 注意喚起語：警告
● シンボル：

● 危険有害性情報：
　皮膚刺激
　アレルギー皮膚反応を起こすおそれ
　強い眼刺激
　眠気やめまいのおそれ
　水生生物に毒性

- 含有精油

クロモジ，コリアンダー，シトロネラ，ゼラニウム，
ネロリ，パルマローザ，レモングラス，
ローズ，ローズマリー

シトロネロール（Citronellol） モノテルペンアルコール類

- 分子式： $C_{10}H_{20}O$
- 分子量： 156.269
- Cas No.： 106-22-9
- 引火点： 93～99℃
- 用途

香粧品および食品香料原料

- 薬理作用

気管支収縮抑制，抗炎症，抗菌，抗真菌，鎮痛

- 含有精油

シトロネラ，ゼラニウム，ユーカリ（レモン），ローズ

- 構造式

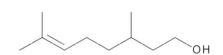

- 危険有害性

● 注意喚起語：警告
● シンボル：

● 危険有害性情報：
皮膚刺激
アレルギー皮膚反応を起こすおそれ
強い眼刺激

α-テルピネオール（α-Terpineol） モノテルペンアルコール類

- 分子式： $C_{10}H_{18}O$
- 分子量： 154.253
- Cas No.： 98-55-5
- 引火点： 88～90℃
- 用途

香粧品および食品香料原料

- 薬理作用

抗ウイルス，抗炎症，抗菌，抗真菌，消臭

- 含有精油

カユプテ，カルダモン，クラリセージ，ゲットウ，サイプレス，ティートリー，ニアウリ，プチグレン，マジョラム，ユーカリ，ライム，ラバンジン，ラベンダー，ローズ

- 構造式

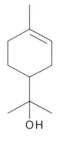

- 危険有害性

● 注意喚起語：警告
● シンボル：

● 危険有害性情報：
皮膚刺激
強い眼刺激
呼吸器への刺激のおそれ

テルピネン-4-オール（Terpinene-4-ol）　モノテルペンアルコール類

- **分子式**： $C_{10}H_{18}O$
- **分子量**： 154.253
- **Cas No.**： 562-74-3
- **引火点**： 79℃
- **用　途**

香粧品および食品香料原料

- **構造式**

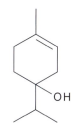

- **薬理作用**

血管拡張，抗炎症，抗痙攣，抗カンジダ，抗菌，殺虫

- **含有精油**

カルダモン，サイプレス，スギ，ティートリー，マジョラム，ユーカリ（細葉），ラバンジン

- **危険有害性**

●注意喚起語：警告
●シンボル：

●危険有害性情報：
　可燃性液体
　飲み込むと有毒
　皮膚刺激
　強い眼刺激
　呼吸器への刺激のおそれ

ネロール（Nerol）　モノテルペンアルコール類

- **分子式**： $C_{10}H_{18}O$
- **分子量**： 154.253
- **Cas No.**： 106-25-2
- **引火点**： 107℃
- **用　途**

香粧品および食品香料原料

- **構造式**

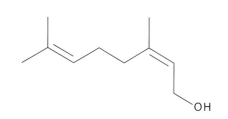

- **薬理作用**

殺ダニ

- **含有精油**

プチグレン，ヘリクリサム

- **危険有害性**

●注意喚起語：警告
●シンボル：

●危険有害性情報：
　皮膚刺激
　強い眼刺激
　呼吸器への刺激のおそれ

ボルネオール（Borneol）　　　モノテルペンアルコール類

- 分子式： C10H18O
- 分子量： 154.253
- Cas No.： 464-45-9
- 引火点： 65℃
- 用途

  医薬品，オーラルケア，香粧品原料，食品

構造式

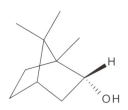

薬理作用

害虫忌避，去痰，血管拡張，脳神経保護

含有精油

ジュニパー，ジンジャー，ラバンジン，ローズマリー，カンファー

危険有害性

- 注意喚起語：警告
- シンボル：

- 危険有害性情報：

  可燃性固体
  アレルギー皮膚反応を起こすおそれ
  中枢神経系の障害のおそれ

---

l-メントール（l-Menthol）　　　モノテルペンアルコール類

- 分子式： C10H20O
- 分子量： 156.269
- Cas No.： 2216-51-5
- 引火点： 88〜93℃
- 用途

  医薬品（胃蠕動運動抑制剤），オーラルケア，香粧品原料，経皮吸収促進剤，食品，着香料

構造式

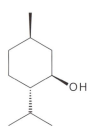

薬理作用

抗炎症，冷感，麻酔，鎮痛，制吐，記憶力増強，鎮痒，健胃

含有精油

ハッカ，ペパーミント

危険有害性

- 注意喚起語：危険
- シンボル：

- 危険有害性情報：

  皮膚刺激
  重篤な眼の損傷
  眠気やめまいのおそれ
  呼吸器への刺激のおそれ

リナロール（Linalool）

モノテルペンアルコール類

- **分子式：** C₁₀H₁₈O
- **分子量：** 154.253
- **Cas No.：** 78-70-6
- **引火点：** 71〜78℃
- **用途**

ビタミンEおよびA合成中間体，合成香料原料，香粧品および食品香料原料，誘引剤

構造式

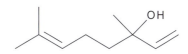

薬理作用

アルツハイマー予防，抗痙攣，抗不安，催眠，鎮静，鎮痛

含有精油

オレンジ，カルダモン，カンファー，グレープフルーツ，クロモジ，コリアンダー，シナモン，ジャスミン，ゼラニウム，タイム，ネロリ，バジル，パルマローザ，プチグレン，ベルガモット，マジョラム，メリッサ，ローズ，ラバンジン，ラベンダー，レモングラス

危険有害性

- **注意喚起語：** 警告
- **シンボル：**

- **危険有害性情報：**
  可燃性液体
  皮膚刺激
  強い眼刺激
  眠気やめまいのおそれ
  生殖能または胎児への悪影響のおそれの疑い

α-サンタロール（α-Santalol）

セスキテルペンアルコール類

- **分子式：** C₁₅H₂₄O
- **分子量：** 220.356
- **Cas No.：** 115-71-9
- **引火点：** 138℃
- **用途**

精油の芳香成分

構造式

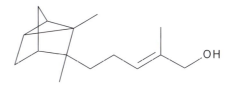

薬理作用

鎮静，抗炎症，抗がん，血糖降下，抗酸化，ハダニの忌避，抗インフルエンザ

含有精油

サンダルウッド

危険有害性

- **注意喚起語：** —
- **シンボル：**
- **危険有害性情報：**
  なし

セドロール（Cedrol） セスキテルペンアルコール類

- 分子式： C15H26O
- 分子量： 222.372
- Cas No.： 77-53-2
- 引火点： 81℃
- 用途

  忌避剤，合成香料原料

- 薬理作用

  殺虫，自律神経調節機能，睡眠導入，鎮静

- 含有精油

  シダーウッド，ヒバ

- 構造式

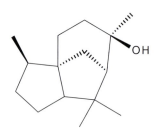

- 危険有害性

●注意喚起語：警告

●シンボル：

●危険有害性情報：
  皮膚刺激
  強い眼刺激
  呼吸器への刺激のおそれ

ネロリドール（Nerolidol） セスキテルペンアルコール類

- 分子式： C15H26O
- 分子量： 222.372
- Cas No.： 7212-44-4
- 引火点： 96℃
- 用途

  香粧品および食品香料原料，
  ビタミンEおよびAの合成中間体

- 薬理作用

  抗がん，抗酸化，抗真菌，抗住血吸虫

- 含有精油

  ネロリ

- 構造式

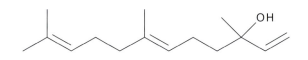

- 危険有害性

●注意喚起語：警告

●シンボル：

●危険有害性情報：
  皮膚刺激
  強い眼刺激
  長期的影響により水生生物に強い毒性

ビサボロール（Bisabolol） セスキテルペンアルコール類

- 分子式： C15H26O
- 分子量： 222.372
- Cas No.： 23178-88-3
- 引火点： 113℃
- 用　途

香粧品および食品香料原料

- 薬理作用

抗炎症，抗菌，抗不安，鎮痛

- 含有精油

カモミール（ジャーマン）

- 構造式

- 危険有害性

- 注意喚起語： ―
- シンボル：
- 危険有害性情報：
  なし

ファルネソール（Farnesol） セスキテルペンアルコール類

- 分子式： C15H26O
- 分子量： 222.372
- Cas No.： 106-28-5
- 引火点： 110℃
- 用　途

香粧品および食品香料原料

- 薬理作用

抗アレルギー，抗炎症，抗がん，抗菌，抗真菌

- 含有精油

パルマローザ，ローズ

- 構造式

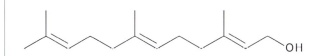

- 危険有害性

- 注意喚起語：警告
- シンボル：

- 危険有害性情報：
  皮膚刺激
  アレルギー皮膚反応を起こすおそれ
  強い眼刺激
  長期的影響により水生生物に毒性

スクラレオール（Sclareol）　　　ジテルペンアルコール類

- 分子式： C20H36O2
- 分子量： 308.506
- Cas No.： 515-03-7
- 引火点： 169℃
- 用途

アンバー系香料の合成原料

- 構造式

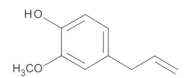

- 薬理作用

抗炎症，抗がん，骨関節炎の改善，免疫賦活

- 危険有害性
- ●注意喚起語：　　—　　●危険有害性情報：
- ●シンボル：　　　　　　　　　　なし

- 含有精油

クラリセージ

オイゲノール（Eugenol）　　　フェノール類

- 分子式： C10H12O2
- 分子量： 164.204
- Cas No.： 97-53-0
- 引火点： 104〜112℃
- 用途

医薬品，オーラルケア，香粧品，食品の原料，バニリン合成原料，誘引剤

- 構造式

- 薬理作用

抗がん，抗菌，抗酸化，殺ダニ，殺虫，鎮痛，麻酔

- 危険有害性
- ●注意喚起語：警告　　●危険有害性情報：
- ●シンボル：

飲み込むと有毒
皮膚刺激
アレルギー皮膚反応を起こすおそれ
強い眼刺激

- 含有精油

クローブ，シナモン，ヘリクリサム，ローズ

カルバクロール（Carvacrol）

フェノール類

- 分子式： C10H14O
- 分子量： 150.221
- Cas No.： 499-75-2
- 引火点： 106℃
- 用　途

　抗菌剤，精油の芳香成分

- 構造式

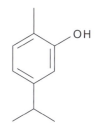

- 薬理作用

　抗炎症，抗がん，抗菌，抗真菌，殺ダニ，腸管保護

- 含有精油

　タイム

- 危険有害性

●注意喚起語：危険
●シンボル：

●危険有害性情報：
　飲み込むと有毒
　重篤な皮膚の損傷

チモール（Thymol）

フェノール類

- 分子式： C10H14O
- 分子量： 150.221
- Cas No.： 89-83-8
- 引火点： 104〜110℃
- 用　途

　駆虫薬，香粧品および食品香料原料，抗菌剤，メントール合成中間体

- 構造式

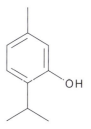

- 薬理作用

　胃粘膜保護，抗うつ，抗がん，抗菌，抗酸化，抗真菌，殺ダニ

- 含有精油

　タイム

- 危険有害性

●注意喚起語：危険
●シンボル：

●危険有害性情報：
　飲み込むと有毒
　重篤な皮膚の損傷
　長期的影響により水生生物に毒性

アネトール（Anethole）　　　エーテル類

- 分子式： C₁₀H₁₂O
- 分子量： 148.205
- Cas No.： 104-46-1
- 引火点： 88〜91℃
- 用　途

オーラルケア，食品，香粧品香料原料，誘引剤

- 構造式

（トランス）　　（シス）

- 薬理作用

血糖降下，抗炎症，抗がん，抗真菌，抗不安，殺虫，鎮静，鎮痛

- 含有精油

フェンネル

- 危険有害性
- ●注意喚起語：警告
- ●シンボル：

- ●危険有害性情報：

アレルギー皮膚反応を起こすおそれ

カビコールメチルエーテル / エストラゴール（Chabicol methyl ether/Estragole）　　　エーテル類

- 分子式： C₁₀H₁₂O
- 分子量： 148.205
- Cas No.： 140-67-0
- 引火点： 81℃
- 用　途

精油の芳香成分，誘引剤

- 構造式

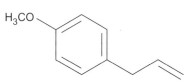

- 薬理作用

抗菌，抗痙攣，抗酸化，抗真菌，殺虫，麻酔

- 含有精油

バジル

- 危険有害性
- ●注意喚起語：警告
- ●シンボル：

- ●危険有害性情報：

飲み込むと有害
アレルギー皮膚反応を起こすおそれ
遺伝性疾患のおそれの疑い
発がんのおそれの疑い

α/β-シトラール（α/β-Citral） アルデヒド類

- 分子式： C10H16O
- 分子量： 152.237
- Cas No.： 141-27-5/106-26-3
- 引火点： 95〜101℃
- 用　途

香粧品および食品香料原料，合成香料原料，忌避剤，誘引剤

- 構造式

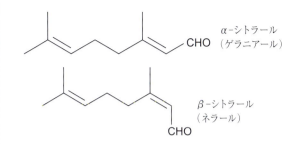

α-シトラール（ゲラニアール）

β-シトラール（ネラール）

- 薬理作用

抗炎症，抗菌，抗真菌，抗肥満，殺ダニ，認知症進行抑制，麻酔

- 危険有害性

●注意喚起語：警告
●シンボル：

●危険有害性情報：
　皮膚刺激
　アレルギー皮膚反応を起こすおそれ
　遺伝性疾患のおそれの疑い

- 含有精油

α：オレンジ，ベルガモット，メリッサ，レモン，レモングラス
β：メリッサ，レモン，レモングラス

シトロネラール（Citronellal） アルデヒド類

- 分子式： C10H18O
- 分子量： 154.253
- Cas No.： 106-23-0
- 引火点： 75℃
- 用　途

メントール合成中間体，香粧品および食品香料原料，忌避剤

- 構造式

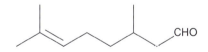

- 薬理作用

蚊の忌避，抗うつ，抗真菌，歯周病予防，鎮痛

- 危険有害性

●注意喚起語：警告
●シンボル：

●危険有害性情報：
　皮膚刺激

- 含有精油

シトロネラ，ユーカリ（レモン）

シンナムアルデヒド（Cinnamaldehyde）　　アルデヒド類

- 分子式： C_9H_8O
- 分子量： 132.162
- Cas No.： 14371-10-9
- 引火点： 71℃
- 用　途

合成香料原料，香粧品および食品香料原料，殺虫剤，土壌殺菌剤

- 薬理作用

インスリン感受性の亢進，駆虫，抗炎症，抗菌，抗酸化，脂肪分解促進

- 含有精油

シナモン

- 構造式

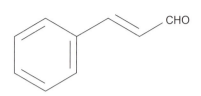

- 危険有害性

●注意喚起語：警告

●シンボル：

●危険有害性情報：
　皮膚刺激
　アレルギー皮膚反応を起こすおそれ
　強い眼刺激

カルボン（Carvone）　　ケトン類

- 分子式： $C_{10}H_{14}O$
- 分子量： 150.221
- Cas No.： 99-49-0
- 引火点： 90～94℃
- 用　途

香粧品および食品香料原料，殺虫剤，殺菌薬，植物成長調整剤，発芽阻害剤

- 薬理作用

抗がん，抗菌，抗真菌，抗不安，殺虫，殺ダニ，冷感，鎮痙

- 含有精油

ハッカ

- 構造式

- 危険有害性

●注意喚起語：警告

●シンボル：

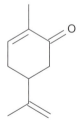

●危険有害性情報：
　飲み込むと有害

カンファー（Camphor）　　　ケトン類

- 分子式： $C_{10}H_{16}O$
- 分子量： 152.237
- Cas No.： 76-22-2
- 引火点： 64℃
- 用　途

医薬品，顔料・染料，香粧品および食品香料原料，忌避剤，農薬，防虫剤

- 薬理作用

抗加齢，呼吸器系疾患の改善，収斂，消炎，鎮痒，防虫

- 含有精油

カンファー，ゲットウ，コリアンダー，バジル，ラバンジン

- 構造式

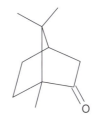

- 危険有害性

●注意喚起語：警告
●シンボル：

●危険有害性情報：
　可燃性固体
　飲み込むと有害
　強い眼刺激
　呼吸器への刺激のおそれ
　遺伝性疾患のおそれの疑い
　中枢神経系の障害のおそれ
　長期使用により肝臓の障害のおそれ

シス-ジャスモン（cis-Jasmone）　　　ケトン類

- 分子式： $C_{11}H_{16}O$
- 分子量： 164.248
- Cas No.： 488-10-8
- 引火点： 107℃
- 用　途

アレロパシー，ジャスミン精油の芳香成分

- 薬理作用

害虫忌避，抗がん

- 含有精油

ジャスミン

- 構造式

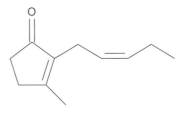

- 危険有害性

●注意喚起語：警告
●シンボル：

●危険有害性情報：
　皮膚刺激
　強い眼刺激

ヌートカトン（Nootkatone） ケトン類

- 分子式： C15H22O
- 分子量： 218.34
- Cas No.： 4674-50-4
- 引火点： 100℃
- 用途

  グレープフルーツ精油の芳香成分

- 構造式

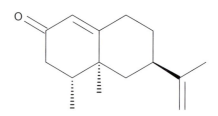

- 薬理作用

  抗炎症，抗血小板凝集，シロアリ防御，ダニの増殖抑制

- 含有精油

  グレープフルーツ

- 危険有害性

  ●注意喚起語：警告
  ●シンボル：

  ●危険有害性情報：
  　皮膚刺激
  　強い眼刺激

ベルベノン（Verbenone） ケトン類

- 分子式： C10H14O
- 分子量： 150.221
- Cas No.： 80-57-9
- 引火点： 85～100℃
- 用途

  精油の芳香成分，忌避剤

- 構造式

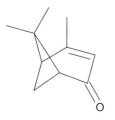

- 薬理作用

  ダニ防除，松くい虫防御

- 含有精油

  ローズマリー

- 危険有害性

  ●注意喚起語：警告
  ●シンボル：

  ●危険有害性情報：
  　皮膚刺激
  　アレルギー皮膚反応を起こすおそれ

メントン（Menthone）　　　　ケトン類

- 分子式： C10H18O
- 分子量： 154.253
- Cas No.： 89-80-5
- 引火点： 69〜85℃
- 用　途

オーラルケア，原料，香粧品および食品香料，殺虫剤

- 構造式

- 薬理作用

経皮吸収促進，抗うつ，抗炎症，殺虫，消臭

- 危険有害性

- 注意喚起語： 　—
- シンボル：
- 危険有害性情報：

　可燃性液体

- 含有精油

ハッカ，ペパーミント

酢酸ゲラニル / 酢酸ネリル（Geranyl acetate/Neryl acetate）　　エステル類

- 分子式： C12H20O2
- 分子量： 196.29
- Cas No.： 105-87-3/141-12-8
- 引火点： 104〜118℃
- 用　途

香粧品および食品香料原料，忌避剤

- 構造式

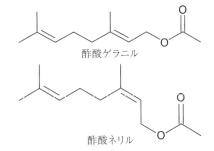

酢酸ゲラニル

酢酸ネリル

- 薬理作用

鎮静，鎮痛，殺ダニ

- 危険有害性

- 注意喚起語：警告
- シンボル：

- 危険有害性情報：

　皮膚刺激
　強い眼刺激
　呼吸器への刺激のおそれ

- 含有精油

イランイラン，クラリーセージ，クロモジ，シトロネラ，パルマローザ，メリッサ，ラベンダー

酢酸シトロネリル（Citronellyl acetate） エステル類

- 分子式： C₁₂H₂₂O₂
- 分子量： 198.306
- Cas No.： 150-84-5
- 引火点： 103〜112℃
- 用途

香粧品および食品香料原料

- 構造式

- 薬理作用

鎮痛

- 危険有害性

●注意喚起語： ―　　●危険有害性情報：
●シンボル：　　　　　　なし

- 含有精油

シトロネラ，ユーカリ（レモン）

酢酸ベンジル（Benzyl acetate） エステル類

- 分子式： C₉H₁₀O₂
- 分子量： 150.177
- Cas No.： 140-11-4
- 引火点： 90〜95℃
- 用途

顔料・染料，香粧品および食品香料原料，洗浄剤，溶剤

- 構造式

- 薬理作用

高揚，催淫

- 危険有害性

●注意喚起語：警告

●シンボル：

●危険有害性情報：
　皮膚刺激
　強い眼刺激
　呼吸器への刺激のおそれ
　眠気やめまいのおそれ
　長期使用により腎臓の障害のおそれ
　長期的影響により水生生物に毒性

- 含有精油

イランイラン，ジャスミン

酢酸リナリル（Linalyl acetate） エステル類

- 分子式： C12H20O2
- 分子量： 196.29
- Cas No.： 115-95-7
- 引火点： 85〜94℃
- 用途

香粧品および食品香料原料

- 構造式

- 薬理作用

血管拡張，抗炎症，抗チロシナーゼ（美白）

- 含有精油

カルダモン，クラリセージ，ネロリ，
プチグレン，ベルガモット，マジョラム，
ラバンジン，ラベンダー

- 危険有害性
- ●注意喚起語：警告
- ●シンボル：
- ●危険有害性情報：
  可燃性液体
  皮膚刺激
  アレルギー皮膚反応を起こすおそれ
  眠気やめまいのおそれ

1,8-シネオール／ユーカリプトール（1,8-Cineol/Eucalyptol） オキシド類

- 分子式： C10H18O
- 分子量： 154.253
- Cas No.： 470-82-6
- 引火点： 48〜50℃
- 用途

医薬品，オーラルケア，香粧品および
食品香料原料

- 構造式

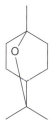

- 薬理作用

アルツハイマー予防，胃粘膜保護，抗菌，抗不安，
殺ダニ，呼吸器系疾患の改善

- 含有精油

カユプテ，カルダモン，カンファー，クロモジ
シナモン，ジンジャー，ティートリー，ニアウリ
バジル，ペパーミント，ユーカリ，ライム，
ラバンジン，ラベンダー，ローズマリー

- 危険有害性
- ●注意喚起語：警告
- ●シンボル：

- ●危険有害性情報：
  引火性液体
  飲み込むと有害
  強い眼刺激

カリオフィレンオキシド（Caryophyllene oxide） オキシド類

- 分子式： C15H24O
- 分子量： 220.356
- Cas No.： 1139-30-6
- 引火点： 110℃
- 用途

  精油の芳香成分

- 構造式

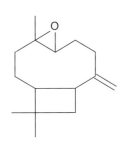

- 薬理作用

  抗炎症，抗がん，殺ダニ

- 含有精油

  シトロネラ，パイン，パチュリ，メリッサ

- 危険有害性

  ●注意喚起語：警告
  ●シンボル：

  ●危険有害性情報：
  皮膚刺激
  強い眼刺激

リナロールオキシド（Linalool oxide） オキシド類

- 分子式： C10H18O2
- 分子量： 170.252
- Cas No.： 60047-17-8
- 引火点： 73℃
- 用途

  精油の芳香成分

- 構造式

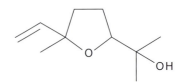

- 薬理作用

  抗不安

- 含有精油

  ベルガモット

- 危険有害性

  ●注意喚起語：危険
  ●シンボル：

  ●危険有害性情報：
  可燃性液体
  飲み込むと有毒
  重篤な皮膚の損傷
  重篤な眼の損傷

Ⅲ

実 用 編

1　精油の正しい使い方

　精油とは，植物の花，葉，根，種子，全草などから蒸留あるいは圧搾法で得られる，芳香化合物を含む脂溶性かつ揮発性の液体をいう．アロマセラピーは，植物の芳香成分を抽出した精油を医療分野で応用し，治療や症状の緩和を行う補完・代替医療の一つである．

　わが国において精油は，医薬品医療機器等法（旧薬事法）上，日本薬局方に収載された医薬品扱いのものはわずかであり，医薬品の規制を受けていないため，多くの精油が雑貨として医療従事者が関わりをもたない形で流通・販売されている．テレビなどのメディアでも注目され，一般的な認知度もあがった一方，品質の悪い精油やその健康被害，危険ドラッグとの誤解も問題視されている．

　アロマセラピーで一般的な精油の使用方法は，芳香浴，湿布，沐浴法（アロマバス），アロマトリートメントとその他経口摂取がある．わが国ではまだ精油の飲用は，研究段階であるため，基本的に内服は行わない．ここでは，アロマセラピーを有効に安全に行う精油の代表的な四つの使い方を紹介する．

a. 芳香浴

　芳香浴は，最も代表的な使用法で精油を空気中に拡散させ，呼吸することで，呼吸器から有効成分を身体に取り入れる方法である．作用メカニズムは，三つのルートから身体全体に作用する．まず，芳香成分が鼻から入り嗅覚受容体を介してにおい分子の情報が電気信号に変換され，嗅神経から嗅球を経て，大脳辺縁系，視床下部に届く．次ににおい分子が気管支や肺組織に取り込まれて，体循環を経ずに直接働く作用，三つめは，におい分子が肺胞から血液中へと取り込まれ，体循環を通じて各臓器・器官に働く．ラベンダー，ティートリー，柑橘系など，消臭や消毒といった作用をもつ精油が適する．

＜乾式吸入法＞

① ティッシュに精油を数滴垂らす方法は，安全に最も手軽に使用できる．ティッシュを鼻に近づけて呼吸する．部屋においても精油は揮発性が高いため，すぐに拡散する．ティッシュをカバンに入れたり，ピローケースに垂らすのもよい．

② **エアフレッシュナー**：　無水エタノール5 mLに，精油を数滴まぜ，乳化させた後，精製水を25 mL程度加える．できた液体を使用時によく混ぜてからスプレーする．

③ **ディフューザー**：　精油を霧状に噴霧するタイプとファンで香りを拡散させるタイプなどがある（図1.1，図1.2）．電気ディフューザーはガラス管にエタノールと精油を10滴ほど入れて電源を入れ，超音波などにより霧状にする．熱を使わない拡散方法なので，芳香成分が損なわれずに長時間香りが持続する．

④ **アロマポット**：　ほとんどが陶磁性で，精油を垂らすとゆっくり拡散する．注意事項としては，キャンドル式のものは火を使用するため，火災の危険を伴う（図1.3）．

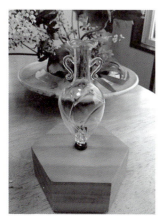 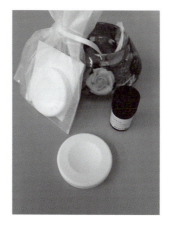 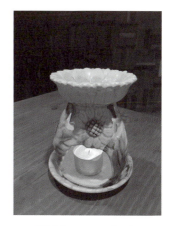

図1.1　電気ディフューザー　　　図1.2　アロマテラコッタ　　　図1.3　アロマポット

＜湿式吸入法＞
　深めのボールやマグカップに湯（60〜80℃）を入れ，精油を2,3滴垂らす（蒸気浴）．短時間で作用し効果的だが，湯が熱いため注意する．

b. 湿　布

　精油やフローラルウォーターを利用して湿布し，皮膚や呼吸器から有効成分を取り入れられる．温湿布と冷湿布がある．使用方法は，ティートリーやカモミールなど，鎮静，鎮痛，消炎といった作用をもつ精油を数滴入れた湯や水でタオルを濡らして絞り，患部を湿布する．温湿布は，血行を促して痛みを和らげる効果を期待する時に用い，冷湿布は炎症を抑えることを期待する時に用いるなど，使い分けるとよい．

c. 沐浴法

　精油を含む湯に入浴し，体を清潔にするとともに，血液循環を促進して，代謝を高める方法．また，蒸気を吸入する効果も期待できる．精油は，脂溶性で湯に溶けないため，原液が直接触れると皮膚トラブルの原因になるので，無水エタノールや天然塩，乳化剤に混ぜて使う場合が多い．38℃くらいのぬるめの湯にゆっくり浸かると，副交感神経優位になり，リラックス効果が高まる．グレープフルーツ，レモン，マンダリンなど，鎮静，消臭といった作用をもつ精油が適する．

d. アロマトリートメント

　キャリアオイルや基材を用いて，精油の有効成分を皮膚から直接吸収させる方法．身体には，筋肉の弛緩，発汗，血行促進，浮腫の軽減，疼痛緩和などの効果があり，精油とタッチングによる相乗効果が期待できる．開始濃度は，1〜2％（植物油5 mL＋精油1〜2滴）程度にする．妊婦には，基本的に植物油のみで行う．あらかじめ，必ず使用濃度でパッチテストを行う．

2 精油の正しい取り扱い

a. 品質のよい精油を選ぶためのポイント

　精油を人に適応した場合，生理学的，精神的，薬理学的効果を示すことが予想されるため，科学的根拠（エビデンス）に基づき，有効かつ安全に人に使用できる精油を選別する必要がある．しかし，前述のとおり，一般的に雑貨扱いのため，医療に応用できる品質基準に達しない精油も流通している．治療や看護などを目的としたアロマセラピーでは，精油の品質が重要である．よい精油を見極めるためには，包装またはラベルに学名，抽出部位，産地，抽出方法が記載され，注意事項が書かれているものを選ぶ．以下に精油選びのポイントを示す．

(1) 学　名

　精油が，治療目的に使用されるためには，正式な植物学的起源が重要である．精油名だけ示している場合は誤った精油を使う可能性もあるため，正式な学名がラベルに表記されたものを選ぶ．

(2) 抽出部分

　ペパーミントのように全草から抽出される精油もあるが，同じ植物からでも抽出部位により作用と効果が異なる精油もある．例えばビターオレンジでは，花からの抽出は「ネロリ」，葉は「プチグレン」，果皮は「ビターオレンジ」となり，精油の名称だけでなく，薬理作用も異なる．

(3) 産　地

　位置や気候，土壌の組成などにより，同じ植物種でも，産地により精油の組成がまったく異なることがある．これをケモタイプという．ケモタイプにより，それぞれ含有する成分の比率が異なるため，香りの印象や，薬理作用も異なってくることが知られる．例えばローズマリーには数種のケモタイプがあり，カンファー型は鎮痛に，1,8-シネオール型は呼吸器系のうっ滞の解消に用いられる．

(4) 抽出法

　どの抽出法によって精製されたかで，精油の有効成分も異なるため，抽出法を確認できるものを選ぶ．主な抽出法は，水蒸気蒸留（hydro distillation）法と圧搾法である．水蒸気蒸留法は短時間で抽出できるが，精油の成分が抽出時の熱で変性することがある．圧搾法は，主に柑橘系の果皮から精油を抽出する方法である．最近では，レモングラスなどをできるだけ熱を加えないで抽出する低温真空抽出法なども開発されている．

b. 精油選びの注意事項

(1) 不純品と混合品

　アロマセラピーを安全に行うには，精油の純度が最も重要である．農薬などを含む不純品や，精油の含有成分に似た合成成分の混合品は，毒性が高いことがあるので注意する．精油のアレ

ルギー反応は，精油ではなく農薬によるものであったとの報告がある．

　精油は，多数の成分からなるが，精油に含まれている主要成分がわかれば，期待する効果，作用の目安となる．このためそれら品質試験データのある精油を選ぶとよい．精油成分組成のあるものは，主要成分の期待する作用に基づいて精油をブレンドすると，再現性のある薬理作用をもたらす．精油に含まれている有機化合物は，炭素を含む化合物である．ピネン，リモネンなど精油にもっとも多く含まれているモノテルペン類は，イソプレン単位（C原子5個，H原子8個からなる分子式）が二つ結合したもので，揮発性が高い．無色の流動性ある液体で，消毒作用，殺菌作用，抗炎症作用などが期待される．その他鎖状炭素骨格にヒドロキシ基（−OH）が結合したものがアルコール類で，リナロールなどはモノテルペンアルコールといわれる．毒性が低く，皮膚刺激も少なく，抗菌，抗ウイルス，強壮作用などが期待される．精油編には，主要成分の組成，成分編には精油化合物の情報が記載されているので，参照されたい．

(2) 劣　化

　精油を長時間または悪条件で保管するために起こる．劣化を起こす要因は，酸素，熱，光であり，これらを避けて保存する必要がある．精油は酸素にふれると酸化し，香りなどが劣化する．一方，紫外線にあたると，毒性が強められる場合があり，これを光毒性という．ベルガモット，レモン，グレープフルーツなどの柑橘系は特に酸化しやすい．

c. パッチテスト

　精油の中には皮膚刺激の強いものがあるため，アロマトリートメントを行う際には，あらかじめ精油をキャリアオイルで希釈したもの（最初の濃度は1～2％，すなわち1～2滴を5 mLのキャリアオイルに希釈）を前腕の内側に1滴垂らして48時間放置し，接触皮膚炎などの反応が起こらないか安全性を確かめる（パッチテスト）．刺激や発赤があれば，その精油の使用は避ける．アレルギー性皮膚炎を起こすおそれのある精油は，精油編に「皮膚感作」と表示している．

精油の保管方法

1. 遮光瓶に入った精油を選び，使用後はしっかりふたを閉める．
2. 子どもの手の届かないところに置く．
3. 直射日光の当たるところは避けて，冷暗所に保管する．
4. 温度変化の激しいところに保管すると劣化が進むので避ける．
5. 精油の芳香物質は揮発性であるため，開封後，圧搾法で抽出された柑橘系精油は半年～1年，それ以外の精油は3年以内で使い切るようにする．

精油の取扱い上の注意

1. 飲用しない．飲み込むと有害な精油は，精油編に経口毒性の表示がされている．

2. 原液のまま肌につけない．皮膚刺激があるため，必ずキャリアオイルなどで薄めて使用する．特に皮膚刺激に注意が必要な精油は，精油編に，表示されている．
3. 肌についたら洗うこと．希釈した精油でも，使用後塗布した精油を拭き取る．特に指間に残存すると接触性皮膚炎の原因となることがあるので，注意する．
4. 光毒性のある精油は，光接触皮膚炎を起こすことがあるため，塗布した部位を日差しなど光に当てないようにする．精油編では，光毒性として表示されている．
5. 精油は引火性および可燃性をもつため，使用後はしっかりふたを閉め，熱，火花などの着火源から遠ざける．特に引火点が65℃以下の精油は注意する．
6. 芳香浴は，呼吸器を刺激することがある．吸入するとアレルギー，喘息または呼吸困難を起こすおそれがあるものは，精油編に呼吸器刺激の表示がされている．
7. 眼に入れない．眼の損傷，刺激に注意するものは，眼刺激として表示されている．
8. 子宮収縮作用のある精油は，妊娠中は使用をさける．精油編にて子宮収縮と表示されている．
9. エストロゲン作用の疑いがある精油や妊娠中，ホルモン療法中は使用を避ける必要があるものは，精油編に，女性ホルモンと表示されている．
10. 精油を長期大量に用いない．用法用量を守ること．精油編には，ジュニパー・ベリーやフェンネル（スイート）などは，長期使用による肝臓障害などが報告されている．精油編に肝臓毒性と表示されている．

3 基材と調製方法

a. アロマセラピーに必要な基材

　精油は，目的に応じて，さまざまな剤形に調製して使用することができる．精油を希釈・分散して調製する際に使用する，精油以外の材料を基材という．アロマセラピーにおいては，つねに基材から精油成分が放出されるため，基材の適否が作用して直接影響を及ぼす場合があり，その品質に注意し，その特徴を理解することが重要である．

　精油は脂溶性のため，油脂性基材および油中水型クリームに配合しやすい．

おもな剤形・基材の特徴

　精油を用いる剤形については日本薬局方の製剤総則が参考となる（表3.1）．

（i）リニメント剤： 皮膚（頭皮を含む）または爪に塗布する液状または泥状の外用液剤である．損傷のない皮膚にすり込んで用いる．精油を植物油で希釈したトリートメントオイルは油性溶液製剤に該当する．油性溶液製剤は皮膚に刺激が少なく，展延しやすい．

表3.1　第十六改正日本薬局方に収載されているおもな基材[1]

種　類	用　途	特　徴
無水エタノール	殺菌薬・消毒薬・油性有機溶剤	15℃でエタノール（C_2H_6O）99.5 vol%以上を含み水と混和して用いる．揮発性であり，油溶性である精油を溶かして外用液剤（ローション剤・リニメント剤）やスプレー剤をつくるときに利用する．
精製水	溶解剤として製剤・試薬・試液の調製	イオン交換および超ろ過を組み合わせて精製した水である．精油を加えた外用液剤やスプレー剤の希釈用に使用する．
グリセリン	局所保護薬・湿潤・保湿剤・油性有機溶剤など	外皮用として皮膚，粘膜面を保護，軟化する目的で口唇の亀裂，ひび，あかぎれ，皮膚のあれなどに用いることができる．
ミツロウ	軟膏基材	ヨーロッパミツバチ，またはトウヨウミツバチなどのミツバチの巣から得たろうを精製したものである．水，鉱物油に溶けず，エタノールには熱時わずかに溶ける．融点は60～67℃であるため，軟膏の調剤用基材とする．
ハチミツ	嬌味剤	ヨーロッパミツバチ，またはトウヨウミツバチなどの，ミツバチの巣に集めた甘味物を採集したものである．皮膚・粘膜の保護剤として用いる．
白色ワセリン	局所保護薬・軟膏基材	石油から得た炭化水素類の混合物を，脱色して精製したものである．ほとんどすべての薬物と変化なく配合できるので，種々の軟膏基材，化粧品基材として広く用いられる．外界との接触および水分の蒸散を遮断できる．

（ⅱ）**ローション剤**： 精油を水性の液に乳化，もしくは微細に分散させ，皮膚（頭皮を含む）または爪に塗布する液状の外用液剤である．伸びや使用感がよい．アルコールを含む製剤は，刺激性があり注意が必要である．

（ⅲ）**軟膏剤**： 皮膚に塗布する，精油を基材に溶解または分散させた，半固形の製剤である．水分を含まない油脂性軟膏剤と，水溶性軟膏剤がある．油脂性基材はおもに皮膚表面にのみ作用し，精油の皮膚への浸透性は低い．長所として低刺激で保護作用が強く適応範囲が広い．短所として使用感が悪く塗りにくい．

（ⅳ）**クリーム剤**： 皮膚に塗布する，水中油型（O/W 型）または油中水型（W/O 型）に乳化した半固形の製剤である．油中水型に乳化した親油性の製剤については，油性クリーム剤と称することができる．精油との配合性がよく，浸透させる作用が強い．軟膏剤よりも水分が多いため塗布が容易である[1〜3]．

基材は，薬局，ドラッグストア，アロマセラピー・ハーブなどの専門店などで購入可能である（表 3.1）．

b. 調製の方法

(1) 精油の計測

一般に精油の入っている瓶に付属しているドロッパーは，1 滴が 0.05 mL になるように設計されている．しかし，精油の種類による粘度の違いや温度などの環境，およびメーカー仕様による変動が認められる．

正確にはかるためには，ピペットを用いた計量または電子天秤（はかり）を用いた重量測定を行うことが望ましい[4]．

(2) 液体基材の計量

液体の基材はガラス製のメスシリンダーなどの計量器を用いる．

（参考） 体積面の水平視定方法（メニスカスの読み方）容器を水平にし，眼の位置を容器から約 30 cm 離して液面の高さと同じにして液量を読み取る[5]（図 3.1）．

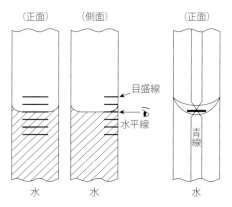

図 3.1 水平視定
［第十六改正日本薬局方解説書 通則 A-11］

(3) 固形・油脂性の基材の計量

調剤はかり・調理用はかりなどを用いる．

（参考）「正確にはかる」とは，指示された数値の質量をその桁数まではかることを意味する．
0.1 g とは 0.095 〜 0.104 g，5 g とは 4.5 〜 5.4 g の範囲ではかることを意味する[6]．

(4) 精油の希釈濃度と調製法について

精油は必ず希釈して用いる．アロマセラピーでは体積百分率（容量対容量）をパーセント（%）として示すことが多いが，以下のように区別して示すことが望ましい[8]．

- 体積百分率（容量対容量）vol% ＝ 精油の容量（mL）÷ 全体の容量（mL）× 100
- 質量百分率（重量対重量）% ＝ 精油の重量（g）÷ 全体の重量（g）× 100
- 質量対容量百分率（重量対容量）w/v% ＝ 精油の重量（g）÷ 全体の容量（mL）× 100 [7]

＜例＞ 1 vol% のブレンドオイルの場合，1 mL の精油に基材（植物油）を加えて全量 100 mL とする．

(5) 調製した製剤の保存方法と使用期限

調製した製剤には乳化剤，防腐剤など含まないため，高温・多湿を避け，遮光して保管する．におい・色の変化した製剤や濁りなど生じた製剤は使用してはならない．できるだけ早めに使い切ることが大切である．

調製した製剤には，必要事項（製剤名，原料，調製日（使用期限），注意など）を記載したラベルを貼付する．

c. 調製に用いる器具（計量器）・容器（表 3.2）

- **器具（化学用体積計）：** 目盛りは標準温度（20℃）の水を用いて刻印されたもの．日本薬局方では日本工業規格に適合したものとされる[8]．
- **保存容器：** 容器は内容物の品質・性状に影響を及ぼさないものを使用する．栓・ふたなども容器の一部とみなされる[1]．消毒済みの清潔な容器を使用する．
  ガラス製または耐薬品性のプラスチック（ポリエチレン，ポリプロピレンなど）製の遮光容器を使用する．

表 3.2 調製に用いる器具・容器

器具（計量器）化学用体積計など	保存容器（ガラス製または耐薬品性のプラスチック）
ピペット，マイクロピペット，メスシリンダー，ビーカー，計量カップ，はかりなど	ガラス瓶（褐色・青色），クリーム容器（軟膏容器），栓・ふた，アトマイザー（スプレー容器），保存瓶（外用瓶など）

4 植物油

a. アロマセラピーで使用する植物油とは

　一般的に植物の種子などを圧搾して得られる天然の植物油で，ベースオイル，キャリアオイルとも呼ばれる．アロマセラピーでは，精油を適当な濃度に希釈する，精油の皮膚への吸収を助ける，皮膚を滑らかにし，マッサージを行いやすくする，皮膚に栄養分（ビタミン，必須脂肪酸など）を補給するなどの目的で，植物油が使用される（表 4.1）．

表 4.1 植物油リスト

種　類	学　名	科　名	特　徴
ホホバ油	*Simmondsia chinensis*	ホホバ科	油脂ではなく，高級脂肪酸と高級アルコールのエステルでワックスに分類される．酸化されにくく，長期保存が可能．浸透性に優れている．低温では固化するが，常温に置くと元の状態に戻る．
マカデミアナッツ油[*1]	*Macadamia ternifolia*	ヤマモガシ科	単価不飽和脂肪酸のオレイン酸やパルミトレイン酸を多く含み，比較的酸化されにくく安定性が高い．これらの脂肪酸は人間の皮脂に多く含まれているが，加齢とともに皮脂中の含有量が減少するといわれているので，補充のためにも重要である．
スイートアーモンド油[*1]	*Prunus amygdalus*	バラ科	皮膚への浸透性に優れ，比較的さっぱりとした使用感をもつ．ベビーマッサージオイルにも使われる．
小麦胚芽油[*2]（ウィートジャム油）	*Triticum vulgare*	イネ科	ビタミン E（α-トコフェノール）を豊富に含み，抗酸化作用に優れ，活性酸素を消去して老化防止に役立つ．単独で使用することは少なく，他の植物油に 10％程度加えると，天然の酸化防止剤として安定性を高める．
イブニングプリムローズ油	*Oenothera biennis*	アカバナ科	必須脂肪酸のリノール酸や γ-リノレン酸を多く含み，皮膚の老化防止，炎症，乾燥に効果があるといわれる．ほかの植物油と混ぜて使用されることが多い．必須脂肪酸を多く含むので，劣化しやすく保存に注意が必要．
カレンデュラ油	*Calendula officinalis*	キク科	マリーゴールドの花をオリーブ油などにつけ込むことによりできる，黄色い浸出油．切り傷や肌荒れなど皮膚トラブルに使用されることが多い．

[*1] ナッツ類にアレルギーがある場合は，注意が必要．
[*2] 小麦アレルギーがある場合は，注意が必要．

植物油は化学的には脂質（lipid）に分類される．脂質はさらに，単純脂質，複合脂質，誘導脂質に細分され，植物油は，この単純脂質の中の油脂に含まれる．油脂の中で，常温で液体のものを油（oil），固体のものを脂（fat）と区別し，一般的に植物油は油，動物油は脂と考えられる．

(1) 植物油の基本構造

グリセロール（グリセリン）と脂肪酸とのエステル（トリグリセリド）である（図4.1）．一部の例外を除き，すべて共通した構造をもち，脂肪酸の種類（$R_1 \sim R_3$の部分）が変化する．したがって，どのタイプの脂肪酸を多く含むかによって植物油の性質が変化することになる．

(2) 脂肪酸の種類・構造

炭化水素鎖（疎水性）とカルボン酸（親水性）部分からなり（図4.2），炭化水素鎖の長さや二重結合の数と位置により異なる．植物油に含まれるのは，炭素原子が12個以上で二重結合をもつ不飽和脂肪酸が多く，二重結合はシス型である．二重結合の数により表4.2のように分類される．

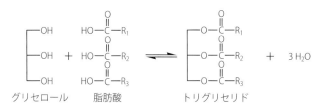

図 4.1　植物油の構造

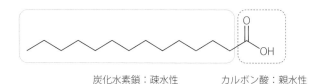

図 4.2　脂肪酸の構造

表 4.2　脂肪酸の種類

飽和脂肪酸		二重結合なし．安定性がよく，劣化しにくい．室温で固体なものが多く，分子量が大きくなるほど融点は高くなる．動物の脂肪は大部分飽和脂肪酸からできている．
不飽和脂肪酸	単価不飽和脂肪酸	二重結合を1個もつ．室温では液体で，温度が下がると濁る．オレイン酸，パルミトレイン酸などが代表的．
	多価不飽和脂肪酸	二重結合を2個以上もつ．温度が下がっても液体として存在する．二重結合が多いほど不安定で，熱，空気，光により劣化しやすい．必須脂肪酸を含む．リノール酸，α-リノレン酸などが代表的．

b. 製法

アロマセラピーで使用される植物油の代表的な製法には「低温圧搾法（コールドプレス）」があるが，これは，外部から熱を加えずに常温で圧搾機にかけ，搾り取る方法である．圧搾のときに摩擦熱が発生する可能性があり，高い熱による植物油の劣化を防ぐため，低温状態を保って圧搾することが望ましい．このようにして得られた植物油（未精製）には，フィトステロール，ビタミン，ミネラルなどが微量に存在し，それぞれの植物油の特徴を示す．未精製オイルは，香りや色をもち，酸化されやすい．微量に含まれる天然成分による皮膚刺激などの可能性があり，それらを避けるために，精製されている場合もある．

また，「浸出油」は，植物を一般的な植物油に浸し，有効成分を浸出させることにより得られる．カレンデュラ（マリーゴールド）油，セントジョンズワート油，アルニカ油などが代表的である．

c. 食用油との違い

アロマセラピーで用いられる植物油は，皮膚に用いられるため，化粧用油であり，化粧品の範ちゅうにはいるため，医薬品医療機器等法の対象となる．一方，食用油は食用植物油脂に含まれる．食品であるため，農林水産省が所管する品質に関する「日本農水規格（JAS規格）」と，消費者庁が所管する「品質表示基準」を満たす必要がある．JAS規格では，油脂の精製度合，油脂により特定の値を有する項目（比重，屈折率など），油脂の品質を示す項目（一般状態，色，酸価など）が規定されている．ただし，JAS規格は，広く流通している食用油について定められているため，流通量の少ない新規の油種などには該当しないものもある．

また，製造方法（抽出方法と精製法）を比較すると，アロマセラピーで用いられる植物油は，低温圧搾法で未精製というものが多いが，食用油はおもに以下のような方法で製造される．このような製造法の違いから，アロマセラピーでは食用油は用いないほうが望ましい．

＜食用油の抽出方法＞
低温圧搾法では収油率が低いという問題があるため，下記の方法で抽出し粗油を得る．
① **溶剤抽出法**： 油分の低い原料の場合に行う．原料を石油系溶媒（ヘキサンなど）で抽出した後，蒸留により溶媒を除去して植物油を得る．
② **圧搾法**： 油分の多い原料の場合に行い，温度や圧力をかけながら圧搾する．圧搾後の原料には多くの油分が残っているため，さらに溶剤抽出法で植物油を抽出し，両方を合わせる．

＜食用油の精製法＞
粗油は不純物を多く含み，濃い色や強いにおいをもつことから，脱ガム，脱酸，脱色，脱臭を行い，精製油を得る．サラダ油の場合は，さらに脱ろうが加わる．

5 フローラルウォーター

a. フローラルウォーターとは

　フローラルウォーター（floral water）とは，芳香植物を水蒸気蒸留して精油とともに得られる水層部分（芳香蒸留水）のことであり，芳香水剤（aromatic water：精油または揮発性物質を飽和させた，透明な液状製剤）とは異なる．別名ハーブウォーター（harb water），プラントウォーター（plant water），アロマウォーター（aroma water），ハイドロゾル（hydrosol），ディスティレート（distillate）などとも呼ばれている．近年，飲用水に精油や香料を少量添加し「ハーブウォーター・レモン水」などの名前で食品として販売されているものもあるが，あくまで基本は水蒸気蒸留により得られる芳香成分を含む水がフローラルウォーターである（表5.1）．

表 5.1　フローラルウォーターのリスト

種　類	学　名	おもな成分	期待される効果
クロモジ	Lindera umbellate	リナロール	肌の洗浄効果
ティートリー	Melaleuca alternifolia	テルピネン-4-オール	抗菌作用
パルマローザ	Cymbopogon martini	ゲラニオール	スキンケア
ヒノキ	Chamaecyparis obtuse	**テルピネン-4-オール*** （精油はサビネン）	抗菌作用
ペパーミント	Mentha piperita	メントール	鼻や喉の冷感を刺激し，清涼感をもたらす．
ユズ	Citrus junos	**リナロール*** （精油はリモネン）	鎮静効果
ラベンダー	Lavandula angustifolia	リナロール，酢酸リナリル	抗炎症，鎮静作用
レモングラス	Cymbopogon citratus	シトラール	抗菌，抗真菌，抗酸化作用
ローズ	Rosa damascena	**フェネチルアルコール*** （精油はシトロネロール）	鎮静，抗不安，抗菌作用．皮脂の生成促進，緩和作用，冷却作用，マイルドな収斂作用．化粧水として用いる．
ローズマリー	Rosmarinus officinalis	ベルベノン	抗アレルギー，抗炎症作用

＊ 太字は精油と主成分が異なるもの．それ以外は精油と同じ主成分．

b. フローラルウォーターの製法

　フローラルウォーターは精油の抽出で得られる副産物であることから，精油の抽出法と同じく水蒸気蒸留（hydro distillation）法を用いるのが一般的である．水蒸気蒸留法では植物に水蒸気を吹き込むと，細胞や組織から分離した精油分と水分が得られる．精油分のほとんどの部分は，水に不溶である．互いに不溶な物質の混合物の蒸気圧はそれぞれの純物質の蒸気圧の和に等しいため，精油の蒸気圧と水の蒸気圧との和が蒸留装置内の圧力に等しくなったとき，精油は水蒸気とともに沸騰して留出してくる．それが出口付近で冷却されると，水蒸気が液体となると同時に植物成分も液化して分離する．同時に水に不溶な成分（精油）は上層に，水に溶解する成分（フローラルウォーター）は下層に集まる．操作の違いにより水蒸気蒸留法には以下の3種類の方法がある．

① **スチーム蒸留法**：　もっとも多く採用されている方法で，原料の入った蒸留装置内に外部から水蒸気を供給して蒸留する．

② **水蒸留法**：　原料を水中に浸し，直火のもと加熱する．原料が沸騰水中に浸漬しているので，水蒸気に直接触れると固まりやすい原料に適している．

③ **水スチーム蒸留法**：　原料を直接水とふれないように格子のようなもので分離し蒸留装置内で水を加熱し，その蒸気で蒸留を行う方法である．

　水蒸気蒸留法は，原理が簡単で，比較的安価な装置で行えるのがメリットであり，コスト的な観点から大量生産では最も多く用いられている方法である．しかし，高温の水蒸気を用いるため，熱に弱い芳香成分の抽出には不適である．最近では，水蒸気蒸留に伴う芳香成分の熱分解を避け，効率よく芳香成分を抽出するため以下のような蒸留法も採用されている．

① **低温真空抽出法**：　減圧条件下（～7.38 kPa）で蒸留することにより沸点を40℃まで下げる抽出法である．一般的な水蒸気蒸留法（水の沸点100℃）に比べ，熱による芳香成分の変質や劣化を抑えることができる．また，溶剤や水蒸気を使用しないことから100％原料由来の芳香成分が抽出できる．

② **減圧式マイクロ波水蒸気蒸留法**：　マイクロ波は加熱効率が高く，家庭用の電子レンジにも用いられている技術である．水蒸気蒸留法に比べ，植物体内部の水分などが直接マイクロ波で加熱されるため，植物体以外を必要とせず，水を供給する必要がない．

　実際の抽出にあたっては，蒸留に使用する器具や保存容器（遮光）などは事前に滅菌消毒し，充填後は冷暗所に保管するのが望ましい．フローラルウォーターも精油と同じく原料の原産地ほか，採取時期，抽出法により香りが異なる．

c. フローラルウォーターの使い方

　精油はテルペン系炭化水素やエステル類を主体とするが，フローラルウォーターには，水溶性の成分が多く含まれる．そのためキャリアオイルで希釈する必要性がなく，そのまま使用できる手軽さがある．またフローラルウォーターの多くは，肌と同じpH 4.5～6の弱酸性であ

り精油に比べ芳香成分による皮膚刺激も少ないことから，乳幼児や高齢者まで幅広く使用できる．水とは異なり抗菌作用をもつが，精油に比べて抗菌成分の含有量（1/1000 ～ 1/10000）が少なく微生物が繁殖しやすい．また，酸化しやすい．開封後のフローラルウォーターは遮光して冷所（1 ～ 15℃）保管し，なるべく 3 ヵ月以内に使い切るように心がける．また手指には雑菌が多いので，容器の口は直接手で触れないように注意する．

　使用後の安全性については保障されていない．なぜなら，わが国では精油やフローラルウォーターは雑貨として扱われていることから，使用はあくまでも自己責任が前提になっているためである．アラビア，ヨーロッパでは伝統的に精油を用いた治療が行われ，一部フローラルウォーターの飲用も報告されているが，わが国では飲用は普及していない．もっとも多く使用されているのが美容面での保湿，整肌を中心とするスキンケアや頭皮の汚れ除去，かゆみ防止，血流促進などのヘアケアである．臨床面での使用については，皮膚疾患を中心に，さまざまな疾患に対するフローラルウォーターの症例をまとめた書籍を参照されたい[1]．

6 薬局方収載精油

a. 日本薬局方における精油

　日本薬局方とは，厚生労働省が定める医薬品に関する品質規格書で，医薬品，生薬が収載され，それらの品質を評価する試験法，純度の基準，剤型が記されている．1886年（明治19年）が初版の日本薬局方は，第三改正（明治39年）でドイツ薬局方を参考に改正され，このあたりから医薬品の国内製造が活発化し，精油も数多く収載されていた．当時収載されていた精油は，ベルガモット（ベルツ水に使用），カユプテ，樟脳（カンファー），丁字（クローブ），桂皮（シナモン），拘櫞（レモン），オイカリプタス（ユーカリ），茴香（フェンネル），肉豆蔻（ナツメグ），杜松實（ネズ，ヒノキ科），ラヘンデル（ラベンダー），薄荷，薔薇，迷失香（ローズマリー）などがある．現在（第十七改正）の収載精油は表6.1のとおりである．精油は生薬の規定で精油の含有量が定められているものもあり，苦味健胃薬の材料として内服されるなど医薬品として位置づけられている．このことから，精油は医薬品に匹敵するものであり，アロマセラピーへの応用としてマッサージだけの用途ではない可能性を広げ，正しい使用法を学ぶことが必要である．

表6.1　第十七改正日本薬局方収載精油

品　目		学　名	用　途	薬価1mL（円）
ウイキョウ		*Foeniculi fructus*	内服，賦香剤，健胃剤の材料	65
オレンジ		*Citrus sinensis ssp. dulcis*（L）	賦香剤（製剤用，のど飴など）	掲載なし
チョウジ		*Caryophyllus aromaticus*	外用，虫歯の局所麻酔，鎮痛	8.8
テレピン		*Terebinthinae*	外用，皮膚刺激剤として神経痛に塗布	掲載なし
ハッカ		*Mentha arvensis Linne var. Piperascens Malinvaud*	内用，芳香健胃剤，賦香剤，皮膚刺激剤としてハップ剤など	8.3～19.7
ユーカリ		*Eucalyptus globulus Labillardiere*	外用，賦香剤，うがい，去痰薬に配合	8.3
薬価収載品の精油	ラベンダー	*Lavandula angustifolia*	外用，賦香剤（平成29年3月までの経過措置品目）	20.6
	ローズ	*Rosa damascena Miller, Rosa alba Liné, Rosa centifolia Linné* (Rosaceae)	外用，賦香剤	50.3

＊2016年現在

b. 欧米での医療におけるアロマセラピーと薬局方収載精油

英国ではアロマセラピーはだれでも学ぶことができ，代替補完療法に位置づけられている．フランスでは，医師の処方のもと薬剤師が調合をしていた．現在は保険制度の維持の難しさから適応ではないが，抗菌作用をおもに広く用いられているところはわが国との違いが大きい．米国では統合医療の一環としてアロマセラピーは医療に組み込まれている．

欧米ではFEMA（Flavor and Extract Manufacturers Associations of the USA：米国食品香料製造者会）で種々の情報を得ることができる．表6.2にBP（British Pharmacopoeia：英国薬局方），EP（European Pharmacopoeia：欧州薬局方），USP（United States Pharmacopoeia：米国薬局方），など海外の薬局方に収載されている精油をまとめた．

表6.2 海外の薬局方収載精油

品目	学名	薬局方	用途
オレンジ	Citrus sinensis	BP，EP，JP，ポーランド薬局方	果皮の濃縮液，オレンジシロップ，ビターオレンジの外果皮，中果皮のチンキ剤
カユプテ	Melaleuca leucadendron	BP	発赤剤，充血除去薬，吸入剤，去痰，うがいなどの製剤
カモミールジャーマン	Matricaria recutita	BP	抗炎症作用
クローブ	Syzygium aromaticum	EP，JP，USP-	鼓腸（駆風），関節障害用製剤に抗刺激剤として添加（オイゲノール75～88％含有），歯痛（直接塗布），充填局所鎮痛剤，食品防腐剤，空気清浄剤
シナモン	Cinnamomum zeylanicum	JP，EP	骨格系，関節，気道の諸症状緩和のための製剤に添加．シナモンバークは歯科用うがい剤，歯磨き粉など歯科用製剤．胃腸内のガスの排出（駆風剤）．
ジュニパー	Juniperus communis	EP	頭部症状の軽減，発汗促進，膀胱炎，鼓張（駆風），リウマチ，関節痛に局所に塗布．利尿(腎臓疾病時は使用不可)．
ジンジャー	Zingiber officinalis	BP	駆風剤
スパイクラベンダー	Lavandula latifolia	BP	局部的にリウマチ痛
タイム	Thymus vulgaris	EP，ポーランド薬局方	（36～55％のチモールを含有）口腔洗浄，うがい薬の殺菌成分．咳用シロップ，百日咳，気管支炎用エリキシル剤，フェンネルなどの精油やハーブの組合せでカタルや上気道の疾病．成分のチモールはリステリン，ヴェポラップなどの市販品．
ネロリ	Citrus aurantium	EP	製剤用フレーバー，鎮静効果，剛毅の改善，心拍数の減少，睡眠促進
フェンネル	Foeniculum vulgare	EP，JP，USP-NF，ポーランド薬局方	駆風剤 JP：健胃薬の材料 EP：fenchoneを12～25％，anetholeを55～75.5％含有 USP-NF：凝固温度は3℃以上

（次ページに続く）

6. 薬局方収載精油

表6.2 つづき

品　目	学　名	薬局方	用　途
ペパーミント	*Mentha piperita*	BP	消化不良，気管支炎，過敏性腸症候群
ベルガモット	*Citrus bergamia*	FEMA，イタリア薬局方，フランス薬局方	焼き菓子，キャンディ，飲料，チュウインガム，アールグレイ紅茶などに利用.
ベンゾイン（スマトラ）	*Benzoinum*	BP，USP	安息香酸チンキとして新鮮創の保護材料．ベンゾイン（シャム，スマトラ）は，日本薬局方では安息香（benzoin）は樹脂として掲載．エタノールエキスにはマウス細胞内皮系の貪食作用活性刺激作用効果．防腐薬として製剤原料.
ミルラ	*Commiphora molmol*	EP，USP	空気中で硬化したガムレジン（天然樹脂）．粘膜収斂作用．チンキは口腔，咽頭の抗炎症作用からマウスウォッシュうがい薬，駆風，血中コレステロール降下作用．食品添加物.
ユーカリ	*Eucalyptus globulus*	JP，EP，中国，ポーランド薬局方	鎮咳（飴，トローチ，吸入剤，塗布剤，軟膏，ヴィックスヴェポラップ），うっ血除去剤，消毒薬
ラベンダー	*Lavandula angustifolia*	英国医薬集（BPC）EP	BPCには200年前よりレッドラベンダーが認定されている．Palsy drops（麻痺する液体），ラベンダーチンキ（薬用量：2～4 mL），ラベンダー蒸留酒（薬用量0.3～1.2 mL），焼き菓子，キャンディ EP：アルコール飲料のフレーバー
レモン	*Citrus limon*	EP，USP-NF，ポーランド薬局方	芳香アンモニアスピリットなどのシップ薬や鎮咳剤の成分．食品，飲料の香料．d-リモネンを成分とする胆石溶解剤.
ローズ	*Rosa damascena Rosa gallica, R.damascena, R.alba, R.centifolia*	USP-NF	これら，およびこれらの亜種の花を水蒸気蒸留して得られた揮発性成分．FEMAでは薬菓子，ゼリー菓子キャンディ，飲料の香料.
ローズマリー	*Rosmarinus officinalis*	EP	多くの食品，飲料に添加.

＊1 BP（British Pharmacopoeia：英国薬局方）
＊2 EP（European Pharmacopoeia, Ph. Eur.：欧州薬局方）
＊3 FEMA（Flavor and Extract Manufacturers Associations of the USA：米国食品香料製造者会）
＊4 IFEAT（International Federation of Essential oil and Aroma Trade：国際エッセンシャルオイル＆香料貿易協会）
＊5 IFRA（International Fragrance Research Association：国際香粧品香料協会）
＊6 JP（Japanese Pharmacopoeia：日本薬局方）
＊7 RIFM（Research Institute of Fragrance Materials：香粧品香料原料安全性研究所）米国ニュージャージー州の非営利研究団が実施する毒性テスト項目例　① 経口毒性試験，② 皮膚刺激試験，③ 連続皮膚刺激試験，④ 光毒性試験，光感作試験，⑤ ヒトパッチテスト
＊8 USP（United States Pharmacopoeia：米国薬局方）
＊9 USP-NF（米国国民医薬品集）：物理的，化学的に広く使用される薬の医薬の特性を定義，純度の基準を設定することを意図．ISO（International Organization for Standardization：国際標準化機構）

付　録

薬理作用リスト

薬理作用	作用の定義	精　油
強　心	心臓の機能を回復させる	サンダルウッド
強　壮	組織の機能を正常に回復させる	イランイラン，オレンジ（スイート），カルダモン，パチュリ，パルマローザ，プチグレン，ベチバー，レモン
去　痰	肺または気管から粘液その他の液の吐き出しを促進する	アンジェリカ，オレンジ（スイート），カモミール（ローマン），カユプテ，カルダモン，カンファー，クロモジ，サイプレス，サンダルウッド，シダーウッド（アトラス），シナモン・リーフ，ジンジャー，タイム，ティートリー，パイン，バジル，フェンネル（スイート），ブラックペッパー，フランキンセンス，ペパーミント，ベンゾイン，マジョラム（スイート），ミルラ，ユーカリ（ブルーガム），ユーカリ（細葉），ユーカリ（レモン），レモン，ローズマリー
駆　風	腸内にたまった過剰なガスを排泄し，膨満を軽減する	アンジェリカ，オレンジ（スイート），カモミール（ジャーマン），カモミール（ローマン），カユプテ，カルダモン，グレープフルーツ，クローブ・バッド，コリアンダー，フェンネル（スイート），ペパーミント，ベルガモット，マジョラム（スイート），ミルラ，メリッサ，ラベンダー，レモン，レモングラス，ローズマリー
血圧降下	血圧を下げる	イランイラン，ゼラニウム，マジョラム（スイート）
血液凝固阻止	血液の凝固を抑制または阻止する	ヘリクリサム
血行促進	血液の流れを促進する	ユズ
血腫抑制	血腫を抑制し，皮下出血を改善する	ヘリクリサム
血糖降下	血糖値を低下させる	ジンジャー，ラベンダー
解　熱	発熱状態にある体温を引き下げる	カモミール（ローマン），シナモン・リーフ，バジル，パルマローザ，ブラックペッパー，レモングラス
健　胃	胃の機能を亢進させ，消化を助ける	アンジェリカ，カルダモン，クラリセージ，コリアンダー，ジュニパー・ベリー，ペパーミント，ベルガモット，マジョラム（スイート），レモングラス
抗アレルギー	アレルギー症状を軽減させる	シダーウッド（アトラス），ベルガモット，ベンゾイン
抗ウイルス	ウイルスの増殖を抑制する	カユプテ，クローブ・バッド，クロモジ，ジンジャー，スギ，ティートリー，ハッカ，ヒノキ，ベチバー，ベルガモット，マジョラム（スイート），メリッサ，ユズ，ライム
抗うつ	気分を高め，うつ病を予防または軽減する	イランイラン，オレンジ（スイート），クラリセージ，サンダルウッド，シトロネラ，ネロリ，バジル，パチュリ，ベルガモット，マジョラム（スイート），ラベンダー，レモン，ローズオットー

薬理作用	作用の定義	精　油
抗炎症	炎症に拮抗または抑制する	オレンジ（スイート），カモミール（ジャーマン），カモミール（ローマン），カユプテ，カンファー，クラリセージ，クローブ・バッド，シダーウッド（アトラス），ジュニパー・ベリー，ジンジャー，ゼラニウム，タイム，ティートリー，ネロリ，パチュリ，プチグレン，フランキンセンス，ベチバー，ペパーミント，ベルガモット，ベンゾイン，マジョラム（スイート），ミルラ，メリッサ，ユーカリ（レモン），ラバンジン，ラベンダー，レモングラス
抗潰瘍	潰瘍の治癒を促進または再発を防止する	ジンジャー，スギ
抗カタル	分泌物（鼻水や痰）を遊離する粘膜の炎症を抑制する	サンダルウッド，ミルラ，ラベンダー
抗関節炎	関節の炎症を抑制する	カンファー，クローブ・バッド，サンダルウッド，ベンゾイン
抗　菌	細菌を殺す，あるいは細菌の増殖や発育を抑制する	アンジェリカ，クローブ・バッド，クロモジ，サンダルウッド，シナモン・リーフ，ジュニパー・ベリー，スギ，ゼラニウム，タイム，ティートリー，ニアウリ，ネロリ，パイン，バジル，パチュリ，ヒノキ，ヒバ，プチグレン，ブラックペッパー，フランキンセンス，ペパーミント，ベルガモット，マジョラム（スイート），ミルラ，メリッサ，ユーカリ（ブルーガム），ラバンジン，レモングラス，ローズアブソリュート，ローズマリー
抗痙攣	痙攣を予防または軽減する	アンジェリカ，イランイラン，オレンジ（スイート），カモミール（ジャーマン），カモミール（ローマン），カユプテ，カンファー，クラリセージ，サイプレス，サンダルウッド，シナモン（リーフ），ジャスミン，タイム，フェンネル（スイート），プチグレン，ペパーミント，マジョラム（スイート），マンダリン，ラバンジン
抗酸化	組織の酸化を抑え，活性酸素を取り除く	クローブ・バッド，クロモジ，スギ，ゼラニウム，プチグレン，ベルガモット，マジョラム（スイート），レモングラス，ローズマリー
抗真菌	真菌の繁殖や発育を抑制する	イランイラン，カユプテ，クローブ・バッド，サンダルウッド，シナモン・リーフ，ジンジャー，スギ，ゼラニウム，タイム，ティートリー，ネロリ，バジル，ハッカ，パルマローザ，ヒノキ，フェンネル（スイート），プチグレン，ブラックペッパー，フランキンセンス，ペパーミント，ベルガモット，マジョラム（スイート），ミルラ，メリッサ，ユズ，ライム，レモングラス
向精神	中枢神経に作用し，精神（心）に働きかける	ゲットウ，ベンゾイン，マジョラム（スイート）
高　揚	気分を明るく高揚させる	ジャスミン
抗リウマチ	リウマチを予防し，その症状を軽減する	カユプテ，カンファー，クローブ・バッド，ベンゾイン，マジョラム（スイート），レモン
抗不安	不安感を和らげる	ゲットウ

薬理作用	作用の定義	精 油
催 淫	性欲を興奮させる	イランイラン, カルダモン, サンダルウッド, シダーウッド（アトラス）, ジンジャー, ニアウリ, ネロリ, パチュリ
催 眠	睡眠を誘発する, 深い睡眠を引き起こす	サンダルウッド, ネロリ, マジョラム（スイート）, マンダリン
殺 菌	細菌の発育や増殖を抑制または破壊する	イランイラン, オレンジ（スイート）, カユプテ, カンファー, クラリセージ, グレープフルーツ, シダーウッド（アトラス）, シトロネラ, タイム, ハッカ, ベンゾイン, ユズ, ライム, ラバンジン
収 斂	組織を引き締め, 収縮させる	サイプレス, サンダルウッド, ゼラニウム, フランキンセンス, ヘリクリサム, マンダリン, ミルラ, ラベンダー, レモン, レモングラス, ローズオットー
刺 激	体の生理機能を活発にする	ジャスミン, ベンゾイン（循環系）
消 炎	炎症や発熱に拮抗する	シトロネラ, ジンジャー, ベンゾイン, マジョラム（スイート）
消 化	消化を助ける, または刺激する	オレンジ（スイート）, サンダルウッド, バジル, フェンネル（スイート）, ブラックペッパー, ベルガモット, マジョラム（スイート）, ローズマリー
消 臭	不快臭, 悪臭を除く	ゲットウ, シトロネラ, ヒバ, ベルガモット, レモングラス
消 毒	感染を断つ	ジュニパー（ベリー）, パイン, パチュリ, ペパーミント
食欲増進	食欲を増進させる	シナモン・リーフ
制 吐	悪心や嘔吐を予防し軽減する	カユプテ, クローブ・バッド, パチュリ, ベルガモット
創傷治癒（癒傷）	傷を治癒する	カモミール（ジャーマン）, サイプレス, サンダルウッド, ゼラニウム, ネロリ, パルマローザ, フランキンセンス, ベルガモット, ミルラ, ラベンダー
鎮 咳	咳を鎮めるまたは止める	アンジェリカ, カユプテ, カンファー, クラリセージ, サイプレス, シダーウッド（アトラス）, タイム, パイン, ベンゾイン, ミルラ, ユーカリ（ブルーガム）, ユーカリ（細葉）, ユーカリ（レモン）
鎮 痙	痙攣を抑える	アンジェリカ, クラリセージ, サイプレス, シダーウッド（アトラス）, ジンジャー, ティートリー, パイン, フェンネル（スイート）, フランキンセンス, ペパーミント, ミルラ, メリッサ, ユーカリ（ブルーガム）, ユーカリ（細葉）, ユーカリ（レモン）, ユズ, ラベンダー, ローズオットー, ローズマリー
鎮 静	活動性や興奮を鎮める	イランイラン, オレンジ（スイート）, カモミール（ジャーマン）, カモミール（ローマン）, カンファー, クラリセージ, サンダルウッド, シダーウッド（アトラス）, シトロネラ, シナモン（リーフ）, ジャスミン, スギ, ニアウリ, ネロリ, パイン, バジル, パチュリ, プチグレン, ベンゾイン, マジョラム（スイート）, マンダリン, メリッサ, ユズ, ラバンジン, ラベンダー, レモン, レモングラス, ローズアブソリュート, ローズオットー, ローズマリー

薬理作用	作用の定義	精　油
鎮　痛	疼痛を緩和する	アンジェリカ，イランイラン，クローブ・バッド，シトロネラ，ジンジャー，ハッカ，ヒノキ，ペパーミント，ベルガモット，ベンゾイン，マジョラム（スイート），ライム
通　経	月経を促進する，整える	アンジェリカ，カモミール（ジャーマン），カモミール（ローマン），クラリセージ，シナモン・リーフ，ジャスミン，ジュニパー・ベリー，ジンジャー，バジル，フェンネル（スイート），ペパーミント，マジョラム（スイート），ミルラ，ラベンダー，ローズアブソリュート，ローズオットー，ローズマリー
粘液溶解	粘液を溶解または破壊する	ユーカリ（ブルーガム），ユーカリ（細葉），ユーカリ（レモン）
発　汗	発汗を促進する	アンジェリカ，カルダモン，クローブ・バッド，シトロネラ，シナモン・リーフ，ジンジャー，タイム，パイン，バジル，ユーカリ（ブルーガム），ユーカリ（細葉），ユーカリ（レモン），ローズマリー
発　赤	末梢の血管を拡張し局部を温める	クローブ・バッド，シナモン（リーフ），ジンジャー，タイム，ペパーミント，レモン，ローズマリー
皮膚軟化	皮膚を柔らかくする，または和らげる	オレンジ（スイート），クラリセージ，サンダルウッド，パルマローザ，ラベンダー，レモングラス
防　腐	腐敗を防止する，微生物の発育と増殖を阻止する	パチュリ
免疫賦活	免疫機能を活性化する	カモミール（ジャーマン），クロモジ，ゼラニウム，ティートリー，ニアウリ，レモン
育　毛		ヒバ
利　胆	十二指腸への胆汁排出を刺激する	アンジェリカ
利　尿	尿分泌を増す，または促す	グレープフルーツ，クロモジ，コリアンダー，サイプレス，シダーウッド（アトラス），ジュニパー・ベリー，ゼラニウム，フェンネル（スイート），ブラックペッパー，ベンゾイン，ラベンダー，ローズマリー
防　虫		ゲットウ，シトロネラ

適応症リスト

	症　状	精　油
呼吸器系	アレルギー性鼻炎	カモミール（ローマン）
	咽頭炎	クラリセージ，サンダルウッド，タイム，パイン，フランキンセンス，ベンゾイン，ユーカリ（ブルーガム），ユーカリ（レモン）
	インフルエンザ	オレンジ（スイート），カユプテ，カンファー，クローブ・バッド，シトロネラ，シナモン・リーフ，ジンジャー，スギ，パイン，バジル，ブラックペッパー，ユーカリ（ブルーガム），ユズ，ライム，ラベンダー
	感染症予防	シナモン・リーフ，ブラックペッパー
	風　邪	アンジェリカ，オレンジ（スイート），カユプテ，カルダモン，カンファー，クローブ・バッド，クロモジ，ゲットウ，シトロネラ，シナモン・リーフ，ジンジャー，スギ，タイム，パイン，バジル，フェンネル（スイート），ブラックペッパー，フランキンセンス，ヘリクリサム，マジョラム（スイート），ミルラ，ユーカリ（ブルーガム），ユーカリ（細葉），ユーカリ（レモン），ユズ，ラバンジン，ラベンダー，ローズマリー
	喉頭炎	クラリセージ
	花粉症	カモミール（ローマン），ゲットウ，ユーカリ（細葉），ローズ（ダマスクローズ）
	気管支炎	オレンジ（スイート），カルダモン，カンファー，クローブ（バッド），サイプレス，サンダルウッド，シダーウッド（アトラス），ニアウリ，パイン，バジル，フェンネル（スイート），ペパーミント，ヘリクリサム，ベルガモット，ベンゾイン，マジョラム（スイート），ミルラ，メリッサ，ユーカリ（ブルーガム），ライム，ラベンダー，ローズマリー
	呼吸困難	フランキンセンス，ユーカリ（ブルーガム）
	呼吸器症状（緩和ケア）	パルマローザ，ヒバプチグレン，フランキンセンス，ユーカリ（細葉）
	咳	カユプテ，カンファー，メリッサ
	喘　息	アンジェリカ，カモミール（ローマン），カユプテ，クラリセージ，クローブ・バッド，クロモジ，サイプレス，タイム，ティートリー，パイン，バジル，フランキンセンス，ペパーミント，ベンゾイン，マジョラム（スイート），ミルラ，メリッサ，ユーカリ（ブルーガム），ユーカリ（レモン），ライム，ラベンダー，ローズオットー，ローズマリー
	喉の痛み	カモミール（ジャーマン），カユプテ，サンダルウッド，ヘリクリサム，ベルガモット，ミルラ，ユーカリ（レモン），ライム
	肺　炎	ニアウリ
	鼻づまり	カモミール（ジャーマン），カモミール（ローマン），カルダモン，タイム，ペパーミント，マジョラム（スイート），ラベンダー，ローズマリー

	症　状	精　油
呼吸器系	鼻　炎	カユプテ，ゲットウ，ジンジャー，タイム，ティートリー，ニアウリ，パイン，バジル，フランキンセンス，ペパーミント，ヘリクリサム，ベンゾイン
	扁桃腺炎	タイム，ベルガモット
	慢性呼吸器疾患	アンジェリカ
筋骨格系	運動前の筋肉痙攣予防	グレープフルーツ，ジュニパー・ベリー，ゼラニウム，パイン，ラベンダー，レモン，レモングラス，ローズマリー
	関節炎	カモミール（ジャーマン），カモミール（ローマン），カユプテ，カンファー，クローブ・バッド，コリアンダー，ジンジャー，タイム，ニアウリ，パイン，ハッカ，ブラックペッパー，ベチバー，ヘリクリサム，ベンゾイン，マジョラム（スイート），ユーカリ（ブルーガム），ユーカリ（レモン），レモン
	関節痛	クロモジ，ブラックペッパー，ペパーミント
	肩こり	カンファー，クロモジ，ゲットウ，シトロネラ，ハッカ，ペパーミント，マジョラム（スイート），ユーカリ（レモン），ラバンジン，ラベンダー，ローズマリー
	筋弛緩	グレープフルーツ
	筋肉のこり	カユプテ，コリアンダー，ブラックペッパー，ベチバー
	筋肉痛	カモミール（ジャーマン），カモミール（ローマン），カンファー，クロモジ，ゲットウ，コリアンダー，シトロネラ，ジャスミン，ジンジャー，タイム，ニアウリ，パイン，バジル，ハッカ，ヒノキ，ブラックペッパー，ベチバー，ペパーミント，ヘリクリサム，マジョラム（スイート），ユーカリ（ブルーガム），ユーカリ（レモン），ラバンジン，レモングラス
	筋肉疲労	グレープフルーツ，コリアンダー，ジンジャー，ブラックペッパー，ベチバー，マジョラム（スイート），ラバンジン
	筋肉痙攣	カモミール（ジャーマン），カモミール（ローマン），サイプレス，ゼラニウム，ペパーミント
	こむら返り	サイプレス
	腰　痛	カユプテ，クロモジ，シトロネラ，ペパーミント，マジョラム（スイート），ラベンダー
	坐骨神経痛	カユプテ，タイム，ユーカリ（レモン），ラベンダー，ローズマリー
	神経痛	カユプテ，シトロネラ，パイン，ブラックペッパー
	筋違い	サイプレス，ゼラニウム
	打　撲	カモミール（ジャーマン），カモミール（ローマン），サイプレス，ゼラニウム，フランキンセンス，ペパーミント，ヘリクリサム
	痛　風	カユプテ，コリアンダー，タイム，パイン，ベンゾイン，レモン

症　状		精　油
筋骨格系	捻　挫	カモミール（ジャーマン），カモミール（ローマン），カンファー，サイプレス，ジャスミン，ジンジャー，ゼラニウム，ブラックペッパー，ベチバー，ペパーミント，マジョラム（スイート），ユーカリ（ブルーガム）
	冷え性	コリアンダー
	皮下出血	フランキンセンス，ヘリクリサム
	膝の痛み	ラベンダー，ローズマリー
	リウマチ	カモミール（ローマン），カユプテ，カンファー，クローブ・バッド，コリアンダー，ジンジャー，タイム，パイン，バジル，ベチバー，ヘリクリサム，ベンゾイン，マジョラム（スイート），ユーカリ（ブルーガム），ユーカリ（レモン），ローズマリー
循環器系	過呼吸	イランイラン
	高血圧	イランイラン，オレンジ（スイート），ジャスミン，ベルガモット，ラベンダー，ローズアブソリュート，ローズオットー
	静脈瘤	サイプレス，ゼラニウム，ヘリクリサム，ベルガモット，ラベンダー，レモン，ローズマリー
	しもやけ	マジョラム（スイート）
	セルライト	グレープフルーツ
	低血圧	タイム，ローズマリー
	動脈硬化	ジュニパー（ベリー），レモン，ローズマリー
	動　悸	イランイラン，オレンジ（スイート），ジュニパー（ベリー），ベルガモット，マジョラム（スイート），ラベンダー，ローズアブソリュート，ローズオットー
	貧　血	ブラックペッパー
	頻　脈	イランイラン
	腹　水	オレンジ（スイート），グレープフルーツ，レモン
	不整脈	ローズアブソリュート，ローズオットー
	浮　腫	オレンジ（スイート），グレープフルーツ，クロモジ，サイプレス，ジンジャー，ゼラニウム，タイム，ヒノキ，ブラックペッパー，ヘリクリサム，ユズ，レモン，ローズマリー
	冷え性	クロモジ，サイプレス，シナモン・リーフ，ジンジャー，ゼラニウム，タイム，ブラックペッパー，ユズ，レモングラス，ローズアブソリュート，ローズオットー，ローズマリー
	肥　満	グレープフルーツ，ジュニパー・ベリー
	めまい	ジュニパー・ベリー，マジョラム（スイート）
消化器系	胃酸過多	レモン
	胃　痛	ゲットウ，ハッカ，ペパーミント
	胃腸炎	カモミール（ジャーマン），カルダモン，サンダルウッド，シナモン・リーフ，パチュリ，ベルガモット，レモングラス，ローズオットー

	症　状	精　油
消化器系	胃腸虚弱	ベルガモット
	胃腸障害	マンダリン，メリッサ
	胃痙攣	ゲットウ，バジル
	悪　心	ハッカ
	潰瘍（消化性）	ローズオットー
	下　痢	オレンジ（スイート），サンダルウッド，シナモン・リーフ，タイム，ネロリ，パチュリ，ブラックペッパー，フランキンセンス，ペパーミント，ミルラ
	過食症	バジル
	拒食症	アンジェリカ，コリアンダー，シナモン・リーフ
	口内炎	ベルガモット，ミルラ，ライム
	誤嚥性肺炎の予防	ブラックペッパー
	歯槽膿漏	ミルラ
	歯　痛	クローブ・バッド
	歯肉炎	ミルラ
	痔	パチュリ，ミルラ，レモン
	消化不良	アンジェリカ，オレンジ（スイート），カモミール（ジャーマン），カモミール（ローマン），カルダモン，ゲットウ，コリアンダー，シナモン・リーフ，タイム，ネロリ，ハッカ，フェンネル（スイート），プチグレン，ペパーミント，ベルガモット，マジョラム（スイート），マンダリン，ミルラ，メリッサ，ライム，ラベンダー，レモン，レモングラス，ローズオットー，ローズマリー
	食欲不振	アンジェリカ，クローブ・バッド，ジンジャー，パルマローザ，ブラックペッパー，ミルラ，ユズ
	摂食障害	カルダモン
	大腸炎	カユプテ，カルダモン，ローズマリー
	胆嚢炎	ローズマリー
	胆　石	ローズマリー
	胃腸痙攣（内視鏡時）	ペパーミント
	乗り物酔い	ジンジャー，ペパーミント
	吐き気・嘔吐	カモミール（ジャーマン），カモミール（ローマン），カルダモン，グレープフルーツ，クローブ・バッド，コリアンダー，サンダルウッド，シナモン・リーフ，ジンジャー，バジル，パチュリ，パルマローザ，フェンネル（スイート），ブラックペッパー，ペパーミント，マジョラム（スイート），メリッサ，ラベンダー，レモン
	肥　満	グレープフルーツ，レモン

	症　状	精　油
消化器系	腹　痛	カモミール（ジャーマン），カモミール（ローマン），カルダモン，コリアンダー，サンダルウッド，ジンジャー，ネロリ，フェンネル（スイート），ペパーミント，マジョラム（スイート），マンダリン，ラベンダー，レモングラス
	便　秘	アンジェリカ，オレンジ（スイート），カモミール（ローマン），コリアンダー，ジンジャー，フェンネル（スイート），マジョラム（スイート），マンダリン，ミルラ，ユズ，ラベンダー，レモン，ローズマリー
	慢性胃炎	アンジェリカ，
	胸焼け	カルダモン，ブラックペッパー
精神神経系	うつ病	イランイラン，オレンジ（スイート），カモミール（ローマン），カルダモン，クラリセージ，グレープフルーツ，ジャスミン，ゼラニウム，ネロリ，バジル，パチュリ，プチグレン，フランキンセンス，ベチバー，ベルガモット，マジョラム（スイート），マンダリン，メリッサ，ライム，ラベンダー，ローズアブソリュート，ローズオットー
	過緊張	カモミール（ローマン），サンダルウッド，ヒノキ
	過敏症	ベチバー
	記憶力低下	レモン，ローズマリー
	気力低下	ローズマリー
	喫煙欲求	オレンジ（スイート），ペパーミント，ラベンダー
	産後うつ（マタニティーブルー）	ジャスミン
	集中力低下	ジンジャー，バジル，ペパーミント，ユーカリ（ブルーガム），ユーカリ（細葉），レモン，ローズマリー
	情緒不安定	ローズアブソリュート，ローズオットー
	心身症	オレンジ（スイート），カモミール（ローマン），ゼラニウム，フランキンセンス，マジョラム（スイート），ラベンダー
	歯　痛	カモミール（ローマン）
	神経緊張	アンジェリカ，シダーウッド（アトラス），ベチバー，マンダリン
	神経疲労	アンジェリカ，カルダモン，クロモジ，ジャスミン，ジンジャー，ネロリ，プチグレン
	精神疲労	グレープフルーツ，コリアンダー，サイプレス，シダーウッド（アトラス），ペパーミント，ベンゾイン，ユーカリ（レモン），ライム，ラバンジン，レモン，レモングラス
	頭　痛	アンジェリカ，カモミール（ローマン），カンファー，クラリセージ，グレープフルーツ，シトロネラ，ハッカ，ヒノキ，ペパーミント，ユーカリ（ブルーガム），ラベンダー，レモングラス，ローズマリー
	ショック	メリッサ

症　状		精　油
精神神経系	ストレス	アンジェリカ，イランイラン，オレンジ（スイート），クラリセージ，グレープフルーツ，ゲットウ，サンダルウッド，シダーウッド（アトラス），ジャスミン，ゼラニウム，ネロリ，ハッカ，ヒノキ，ヒバ，プチグレン，ベルガモット，ベンゾイン，ユーカリ（細葉），ユーカリ（レモン），レモングラス，ローズアブソリュート，ローズマリー
	トラウマ（心的外傷）	フランキンセンス
	認知症（鎮静効果）	オレンジ（スイート），ローズマリー
	不安障害	イランイラン，カルダモン，クラリセージ，ゲットウ，シダーウッド（アトラス），スギ，ゼラニウム，ティートリー，ネロリ，バジル，パチュリ，プチグレン，ベルガモット，マジョラム（スイート），マンダリン，メリッサ，ユズ，ライム，ローズアブソリュート，ローズオットー
	不感症	イランイラン，パチュリ
	不眠症	イランイラン，オレンジ（スイート），カモミール（ローマン），クラリセージ，クロモジ，サンダルウッド，シダーウッド（アトラス），スギ，ゼラニウム，ネロリ，パチュリ，プチグレン，フランキンセンス，ベチバー，マジョラム（スイート），マンダリン，メリッサ，ラベンダー
	偏頭痛	コリアンダー，シトロネラ，バジル，ヒノキ，ペパーミント，メリッサ
	めまい	カンファー，ペパーミント
泌尿器系	腎　炎	シダーウッド（アトラス），パイン
	腎盂腎炎	ジュニパー・ベリー
	前立腺炎	パイン
	前立腺肥大	ジュニパー・ベリー
	胆　石	ゼラニウム
	尿結石	フェンネル（スイート）
	尿路感染症	サンダルウッド，シダーウッド（アトラス），ジュニパー・ベリー，ニアウリ
	排尿障害	フェンネル（スイート）
	膀胱炎	サンダルウッド，シダーウッド（アトラス），ジュニパー・ベリー，ニアウリ，パイン，ベルガモット
皮膚科系	アトピー性皮膚炎	カモミール（ジャーマン），ティートリー，ラベンダー
	育　毛	ヒバ
	外　傷	カモミール（ジャーマン），ゼラニウム，ネロリ，パチュリ，パルマローザ，フランキンセンス，ヘリクリサム，ベンゾイン，ミルラ，ユーカリ（細葉），ユーカリ（レモン），ラベンダー，ローズオットー
	掻痒症	ベルガモット

	症 状	精 油
皮膚科系	潰瘍	ミルラ
	感染症	パルマローザ, ヒバ
	乾癬	ヘリクリサム
	湿疹	カモミール（ジャーマン）, ティートリー, ラベンダー
	接触性皮膚炎	カモミール（ジャーマン）, ティートリー, ラベンダー
	創傷	ティートリー
	白癬	クロモジ, ティートリー, ミルラ, ユーカリ（レモン）
	肌荒れ	パチュリ
	皮膚炎	カモミール（ジャーマン）, クロモジ, ゼラニウム, パチュリ, パルマローザ, ヘリクリサム, ミルラ, ユーカリ（細葉）, ラベンダー
	ひび割れ	ミルラ
	発疹	ヘリクリサム
	ヘルペス	ユーカリ（レモン）, ローズオットー
	にきび	パチュリ, パルマローザ
	虫刺され	クロモジ, ユーカリ（細葉）
	火傷	ユーカリ（細葉）, ラベンダー
婦人科系	カンジダ腟炎	ティートリー
	月経困難症	アンジェリカ, カモミール（ジャーマン）, クラリセージ, サイプレス, サンダルウッド, シナモン・リーフ, ジャスミン, ジュニパー・ベリー, バジル, フランキンセンス, マジョラム（スイート）, ミルラ, ラベンダー, ローズアブソリュート, ローズオットー
	月経前緊張症	アンジェリカ, イランイラン, クラリセージ, サイプレス, ゼラニウム, フェンネル（スイート）, ベチバー, ペパーミント, マジョラム（スイート）
	月経痛	カモミール（ジャーマン）, ゲットウ
	月経不順	アンジェリカ, クラリセージ, ジュニパー・ベリー, バジル, フェンネル（スイート）, マジョラム（スイート）, メリッサ, ラベンダー, ローズアブソリュート, ローズオットー
	更年期障害	イランイラン, カモミール（ジャーマン）, クラリセージ, ゲットウ, サイプレス, ジュニパー・ベリー, ゼラニウム, ネロリ, フェンネル（スイート）, フランキンセンス, ベチバー, マジョラム（スイート）
	細菌性腟炎	ティートリー
	難産	ミルラ
	不妊症	ローズアブソリュート, ローズオットー
	分娩時の痛み	パルマローザ
	分娩促進	ジャスミン

症 状		精 油
婦人科系	無月経	ジュニパー・ベリー
	膣 炎	ベルガモット，ミルラ
その他	アタマジラミの致死	マジョラム（スイート），ユーカリ（ブルーガム），ローズマリー
	イエバエの殺虫	オレンジ（スイート），カモミール（ジャーマン），グレープフルーツ，ライム，レモン
	う 蝕	ペパーミント，レモングラス
	緩和ケア	オレンジ（スイート），カモミール（ローマン），グレープフルーツ，パルマローザ，フランキンセンス，マジョラム（スイート），ユーカリ（細葉），ラベンダー，ローズオットー
	がん性疼痛	ペパーミント
	ガの忌避	シトロネラ，パルマローザ，フェンネル（スイート）、レモングラス
	感染症予防(空気洗浄)	マンダリン
	グリーフケア	フランキンセンス
	口腔カンジダ症	ペパーミント，レモングラス
	口臭（歯周病）	ティートリー，ヒバ，ペパーミント，レモン，レモングラス
	ゴキブリ忌避・致死	オレンジ（スイート），ライム
	シラミの除去・殺虫	シトロネラ，タイム，ティートリー
	清涼感	ハッカ
	ダニの除去	ティートリー，ヒノキ，ラベンダー
	頭皮のケア	ローズマリー
	歯磨き粉	ハッカ
	マダニの忌避	クローブ・バッド，シトロネラ、フェンネル（スイート）
	虫刺され	シトロネラ
	虫除け	カンファー，ゲットウ，シトロネラ，スギ，ヒバ，ベチバー，ユーカリ（ブルーガム）

参考文献・引用文献

I．精油編

植物の構造
参考文献
1) 岩瀬　徹，大野啓一：『写真で見る植物用語』，全国農村教育協会（2004）．
2) 写真でわかる園芸用語集／見て納得！かんたんガーデニング用語辞典　http://engei-dict.882u.net/

主な産地・植物の特徴（精油紹介）
参考文献
1) 三上杏平：『エッセンシャルオイル総覧』，フレグランスジャーナル社（2016）．
2) ワンダ・セラー　著，高山林太郎　訳：『アロマテラピーのための84の精油』，フレグランスジャーナル社（1992）．
3) 林　真一郎：『ハーブと精油の基本事典』，池田書店（2010）．
4) 岩瀬　徹，大野啓一：『写真で見る植物用語』，全国農村教育協会（2004）．
5) 原　襄，福田泰二，西野栄正：『植物観察入門』，培風館（1986）．

性状・健康有害性（精油紹介）
参考文献
1) M. Lis-Balchin："Aromatherapy Science: A Guide for Healthcare Professionals", Pharmaceutical Press（2006）（田邉和子，松村康生　監訳：『アロマセラピーサイエンス　科学的アプローチによる医療従事者のためのアロマセラピー』，フレグランスジャーナル社（2011））．
2) R. Tisserand, R. Young："Essential Oil Safety (Second Edition): A Guide for Health Care Professionals", Churchill Livingstone（2014）．
3) NARD JAPAN 編：『ケモタイプ精油事典』，NARD JAPAN（2005）．
4) シグマアルドリッチジャパン合同会社：香料原料
　　http://www.sigmaaldrich.com/japan/safc/supply-chain/flavors-fragrances.html
5) フロリハナ株式会社：　http://www.florihana.co.jp/
6) The Good Scents Company：　http://www.thegoodscentscompany.com/

成分・香り（精油紹介）
参考文献
1) B.M. Lawrence：*Perfumer and Flavorist*, Allured Publishing Corporation（1992 ～ 1994），（1995 ～ 2000），（2001 ～ 2004）．
2) 日本香料協会：『香りの百科』，朝倉書店（1989）．
3) 長島　司：『ビジュアルガイド　精油の化学』，フレグランスジャーナル社（2012）．
4) ワンダ・セラー　著，高山林太郎　訳：『アロマテラピーのための84の精油』，フレグランスジャーナル社（1992）．

薬理作用（精油紹介）
参考文献
1) マリア・リス・バルチン　著，田邊和子，松村康夫　監訳：『アロマセラピーサイエンス』，フレグランスジャーナル社（2011）．
2) 林　真一郎　編：『メディカルハーブの事典』，東京堂出版（2007）．
3) シャーリー・プライス，レン・プライス　著，川口健夫，川口香世子　監訳：『プロフェッショナルのためのアロマセラピー』，フレグランスジャーナル社（2000）．
4) 鳥居鎮夫：『アロマテラピーの科学』，朝倉書店（2011）．

5) 川端一永，鮫島浩二，小野村健太郎：『アロマセラピーハンドブック』，メディカ出版（1990）
6) 谷田貝光克：『植物の香りと生物活性』，フレグランスジャーナル社（2010）．
7) 日本アロマセラピー学会 編：『アロマセラピー標準テキスト 基礎編』，丸善（2015）．

適応疾患（精油紹介）
参考文献
1) 日本アロマセラピー学会 編：『アロマセラピー標準テキスト 基礎編』，丸善（2008）．
2) 日本アロマセラピー学会 編：『アロマセラピー標準テキスト 臨床編』，丸善（2010）．
3) 日本アロマセラピー学会 編：『アロマセラピー用語集』，丸善出版（2013）．
4) S. Battaglia："The Complete Guide to Aromatherapy second edition", The International Centre of Holistic Aromatherapy（2003）．
5) シャーリー・プライス，レン・プライス 著，川口健夫，川口香世子 訳：『プロフェッショナルのためのアロマテラピー 第3版』，フレグランスジャーナル社（2009）．
6) 稲本 正，今井貴規：日本アロマセラピー学会誌，**11**（1），p. 7～13, 2012．
7) 千葉良子：日本アロマセラピー学会誌，**14**（2），p. 39, 2015．
8) 赤壁善彦，上川智弘：日本味と匂学会誌，**18**（3），p. 591～594, 2011．
9) 村上志緒：*aromatopia*，**18**（6），p.12～14, 2009．
10) 沢村正義，深田順一，熊谷千津，Nguyen Thi Lan Phi，水島直子，堀奈津子，和田真理，釜野聖子：アロマテラピー学雑誌，**9**（1），p. 55～65, 2009．

心理的な効果（精油紹介）
参考文献
1) ワンダ・セラー 著，高山林太郎 訳：『アロマテラピーのための84の精油』，フレグランスジャーナル社（1992）．
2) D. Gary Young："Essential Oils Integrative Medical Guide: Building Immunity, Increasing Longevity, and Enhancing Mental Performance With Therapeutic-Grade Essential Oils", Life Sciences Press（2003）．

II．成分編
参考文献
1) M. J. O'Neil："The Merck Index: An Encyclopedia of Chemicals, Drugs, and Biologicals: Edition 15", Royal Society of Chemistry（2013）．
2) 厚生労働省，「職場のあんぜんサイト」：化学物質
   http://anzeninfo.mhlw.go.jp/user/anzen/kag/kagaku_index.html
3) シグマアルドリッチジャパン合同会社：香料原料
   http://www.sigmaaldrich.com/japan/safc/supply-chain/flavors-fragrances.html
4) 和光純薬株式会社，「siyaku.com」： http://www.siyaku.com/
5) 東京化成工業株式会社： http://www.tcichemicals.com/ja/jp/index.html

引用文献
1) 長島 司：『ビジュアルガイド 精油の化学 イラストで学ぶエッセンシャルオイルのサイエンス』，フレグランスジャーナル社（2012）．
2) 中島基貴：『香料と調香の基礎知識』，産業図書（1995）．
3) 国立研究開発法人科学技術振興機構，「J-GLOBAL」：化学物質を探す
   http://jglobal.jst.go.jp/advancedsearch/#t=4

III．実用編

精油の正しい使い方・精油の正しい取り扱い
参考文献
1) 日本アロマセラピー学会 編：『アロマセラピー標準テキスト　基礎編』，p.30 〜 47，丸善（2008）．
2) 塩田清二：『香りはなぜ脳に効くのか』，p.176 〜 196，NHK 出版新書（2012）．
3) 川端一永，鮫島浩二，小野村健太郎 編：『医療従事者のためにアロマセラピーハンドブック』，p.35 〜 40，メディカ出版（2002）．
4) 篠原久仁子：『アロマセラピーを生かした地域薬局の健康サポート薬局の機能と役割』，p.6 〜 9，フレグランスジャーナル社（2016）．

基材と調製方法
参考文献
1) 日本薬局方解説書編集委員会：『第十六改正日本薬局方解説書』，B-1069，廣川書店（2011）．
2) 大谷道輝：薬局，**66**（8），p.25 〜 31（2015）．
3) 林　真一郎：『ファーマシューティカルアロマセラピー & メディカルハーブ』p.29 〜 35，南山堂（2011）．
4) 朱永真他：*Journal of Japanese Society of Aromatherapy*，**9**（1），p.55 〜 64（2010）．
5) 日本薬局方解説書編集委員会：『第十六改正日本薬局方解説書』，計量器・容器 B-1070，廣川書店（2011）．
6) 日本薬局方解説書編集委員会：『第十六改正日本薬局方解説書』，通則 A-11，廣川書店（2011）．
7) 日本薬局方解説書編集委員会：『第十六改正日本薬局方解説書』，通則 A-7，廣川書店（2011）．
8) 日本薬局方解説書編集委員会：『第十六改正日本薬局方解説書』，通則 A-15，廣川書店（2011）．

植物油
参考文献
1) ルート・フォン・ブラウンシュヴァイク 著，手塚千史 訳：『アロマテラピーのベースオイル　あなたを磨き輝かす 30 種類』，フレグランスジャーナル社（2000）．
2) L. Price, S. Price："Carrier Oils For Aromatherapy & Massage"，Riverhead（1999）（ケイ佐藤 訳：『アロマセラピーとマッサージのためのキャリアオイル事典』，東京堂出版（2001））．

フローラルウォーター
参考文献
1) 井上重治：『サイエンスの目で見るハーブウォーターの世界』，フレグランスジャーナル社（2009）．
2) 大平辰朗：『最新の香り物質抽出法』，八十一出版（2010）．

薬局方収載精油
参考文献
1) ジュリア・ローレス 著，武井静代 訳：『エッセンシャルオイル図鑑』，東京アロマセラピーカレッジ（1998）．
2) マリア・リス・バルチン 著，田邉和子，松村康生 訳：『アロマセラピーサイエンス』，フレグランスジャーナル社（2011）．

写真のクレジット

I．精油編

p.13．写真：AGE FOTOSTOCK／アフロ
p.16．写真：昭和薬科大学 薬用植物園　髙野昭人
p.17．写真：昭和薬科大学 薬用植物園　髙野昭人
p.18．写真：昭和薬科大学 薬用植物園　髙野昭人
p.19．写真：昭和薬科大学 薬用植物園　髙野昭人
p.21．写真：昭和薬科大学 薬用植物園　髙野昭人
p.22．写真：Science Photo Library／アフロ
p.24．写真：昭和薬科大学 薬用植物園　髙野昭人
p.25．写真：昭和薬科大学 薬用植物園　髙野昭人
p.26．写真：昭和薬科大学 薬用植物園　髙野昭人
p.27．写真：Blickwinkel／アフロ
p.29．写真：Alamy／アフロ
p.30．写真：Alamy／アフロ
p.31．写真：昭和薬科大学 薬用植物園　髙野昭人
p.35．写真：昭和薬科大学 薬用植物園　髙野昭人
p.36．写真：昭和薬科大学 薬用植物園　髙野昭人
p.37．写真：昭和薬科大学 薬用植物園　髙野昭人
p.41．写真：Blickwinkel／アフロ
p.42．写真：昭和薬科大学 薬用植物園　髙野昭人
p.44．写真：昭和薬科大学 薬用植物園　髙野昭人
p.45．写真：Photoshot／アフロ
p.46．写真：昭和薬科大学 薬用植物園　髙野昭人
p.48．写真：昭和薬科大学 薬用植物園　髙野昭人
p.50．写真：昭和薬科大学 薬用植物園　髙野昭人
p.51．写真：imagebroker／アフロ
p.52．写真：昭和薬科大学 薬用植物園　髙野昭人
p.53．写真：昭和薬科大学 薬用植物園　髙野昭人
p.55．写真：Flowerphotos／アフロ
p.57．写真：昭和薬科大学 薬用植物園　髙野昭人
p.59．写真：TEXTILE & SUCCULENTS　isla del pescado　http://isladelpescado.com/
p.62．写真：Alamy／アフロ
p.65．写真：昭和薬科大学 薬用植物園　髙野昭人
p.67．写真：昭和薬科大学 薬用植物園　髙野昭人
p.68．写真：昭和薬科大学 薬用植物園　髙野昭人
p.69．写真：昭和薬科大学 薬用植物園　髙野昭人
p.70．写真：Alamy／アフロ
p.71．写真：昭和薬科大学 薬用植物園　髙野昭人

索 引

A ～ Z

Alpinia zerumbet 25
anethole 92
angelica 13
Angelica archangelica 13
Anthemis nobilis 17
basil 42
benzoin 56
benzyl acetate 98
bergamot 55
α-bisabolene 82
bisabolol 89
black pepper 50
borneol 86
Boswellia carterii 51
α-cadinene 80
δ-cadinene 80
cajeput 18
camphor 20, 95
Cananga odorata var. *genuina* 14
cardamon 19
carvacrol 91
carvone 94
β-caryophyllene 81
caryophyllene oxide 100
cedarwood (atlas) 29
cedrol 84
Cedrus atlantica 29
chabicol methyl ether 92
Chamaecyparis obtusa 46
chamazulene 80
chamomile (german) 16
chamomile (roman) 17
1,8-cineol 99
cinnamaldehyde 94
Cinnamomum camphora 20
Cinnamomum zeylanicum 31
cinnamon・leaf 31
α-citral 94
β-citral 94
citronella 30
citronellal 94
citronellol 84
citronellyl acetate 98
Citrus aurantifolia 65
Citrus aurantium var. *amara* 40, 49
Citrus bergamia 55
Citrus junos 64

Citrus limonum 68
Citrus paradisi 22
Citrus reticulata 58
Citrus sinensis 15
clary sage 21
clove・bud 23
Commiphora myrrha 59
coriander 26
Coriandrum sativum 26
Cryptomeria japonica 35
Cupressus sempervirens 27
Cymbopogon citratus 69
Cymbopogon martinii 45
Cymbopogon nardus 30
p-cymene 77
cypress 27
Elettaria cardamomum 19
estragole 92
eucalyptol 99
Eucalyptus citriodora 63
Eucalyptus globulus 61
Eucalyptus radiata 62
eucalyptus (blue gum) 61
eucalyptus (lemon) 63
eucalyptus (narrow-leaved) 62
Eugenia caryophyllata 23
eugenol 90
α-farnesene 84
farnesol 89
fennel (sweet) 48
Foeniculum vulgare 48
frankincense 51
geraniol 83
geranium 36
geranyl acetate 97
germacrene D 81
ginger 34
grapefruit 22
helichrysum 54
Helichrysum italicum 54
hiba 47
α-himachalene 82
hinoki cypress 46
immortelle 54
japanese cedar 35
japanese cypress 46
japanese peppermint 44
jasmine 32
Jasminum grandiflorum 32

cis-jasmone 95
juniper・berry 33
Juniperus communis 33
kuromoji 24
lavandin 66
Lavandula angustifolia 67
Lavandula hybrida 66
lavender 67
lemon 68
lemon balm 60
lemongrass 69
lime 65
limonene 75
linalool 87
linalool oxide 100
linalyl acetate 99
Lindera umbellata 24
mandarin 58
marjoram (sweet) 57
Matricaria recutita 16
Melaleuca alternifolia 38
Melaleuca cajeputi 18
Melaleuca viridiflora 39
melissa 60
Melissa officinalis 60
Mentha arvensis 44
Mentha piperita 53
menthol 86
menthone 97
myrcene 79
myrrh 59
nerol 85
neroli 40
nerolidol 88
neryl acetate 97
niaouli 39
nootkatone 96
Ocimum basilicum 42
orange (sweet) 15
Origanum majorana 57
palmarosa 45
patchouli 43
Pelargonium graveolens 36
peppermint 53
petitgrain 49
α-phelandrene 78
β-phelandrene 78
pine 41
α-pinene 78

β-pinene　78
Pinus sylvestris　41
Piper nigrum　50
Pogostemon cablin　43
Rosa centifolia　70
Rosa damascena　71
rose absolute　70
rose otto　71
rosemary　72
Rosmarinus officinalis　72
sabinene　76
Salvia sclarea　21
sandalwood　28
α-santalol　87
Santalum album　28
sclareol　90
shell ginger　25
Styrax benzoin　56
tea tree　38
γ-terpinene　76
terpinene-4-ol　85
α-terpineol　84
terpinolene　77
Thujopsis dolabrata　47
thyme　37
thymol　91
Thymus vulgaris　37
verbenone　96
Vetiveria zizanoides　52
vetivert　52
ylang-ylang　14
yuzu　64
Zingiber officinale　34

あ
アネトール　92
アルデヒド類　93
アルデヒド類　94
アロマトリートメント　103
アンジェリカ　13

い
イネ科　30, 45, 52, 69
イモーテル　54
イランイラン　14

え
エアフレッシュナー　102
エゴノキ科　56
エステル類　97, 98, 99
エストラゴール　92
エーテル類　92
エリキシル剤　117

お
オイゲノール　90
オキシド類　99, 100
オレンジ（スイート）　15

か
α-カジネン　80
δ-カジネン　80
花序　5, 6
カタル　117
カビコールメチルエーテル　92
カマズレン　80
ガムレジン　118
カモミール（ジャーマン）　16
カモミール（ローマン）　17
カユプテ　18
花葉　5
β-カリオフィレン　81
カリオフィレンオキシド　100
カルダモン　19
カルバクロール　91
カルボン　94
カンファー　20, 95
カンラン科　51, 59

き
キク科　16, 17, 54
基材　107
希釈濃度　109
キャリアオイル　110
去痰薬　116

く
クスノキ科　20, 24, 31
駆風　117
クラリセージ　21
グリセリン　107
クリーム剤　108
グレープフルーツ　22
クローブ・バッド　23
クロモジ　24

け
化粧用油　112
ゲットウ　25
ケトン類　94, 95, 96, 97
ケモタイプ　104
ゲラニアール　93
ゲラニオール　83
ゲルマクレンD　81
減圧式マイクロ波水蒸気蒸留法　114

こ
コショウ科　50
鼓腸　117
コリアンダー・シード　26
コールドプレス　112

さ
サイプレス　27
酢酸ゲラニル　97
酢酸シトロネリル　98
酢酸ネリル　97
酢酸ベンジル　98
酢酸リナリル　99
サビネン　76
サンダルウッド　28
α-サンタロール　87

し
子宮収縮作用　106
シス-ジャスモン　95
シソ科　21, 37, 42, 43, 44, 53, 57, 60, 66, 67, 72
シダーウッド（アトラス）　29
湿布　102, 103
ジテルペンアルコール類　90
α-シトラール　93
β-シトラール　93
シトロネラ　30
シトロネラール　93
シトロネロール　84
シナモン・リーフ　31
1,8-シネオール　99
脂肪酸　111
ジャスミン　32
充填局所鎮痛剤　117
シュート　2
ジュニパー・ベリー　33
ショウガ科　19, 25, 34
食用油　112
ジンジャー　34
浸出油　112
シンナムアルデヒド　94

す
水蒸気蒸留法　114
水蒸留法　114
スギ　35
スギ科　35
スクラレオール　90
スチーム蒸留法　114

せ

精製水　107
セスキテルペンアルコール類　87, 88, 89
セスキテルペン炭化水素類　80, 81, 82, 83
接触皮膚炎　105
セドロール　88
ゼラニウム　36
セリ科　13, 26, 48

た

タイム　37
托　葉　2

ち

チモール　91
チンキ　118

て

低温圧搾法　112
低温真空抽出法　114
ティートリー　38
α-テルピネオール　84
γ-テルピネン　76
テルピネン-4-オール　85
テルピノレン　77
電気ディフューザー　102

と

トリグリセリド　111

な

軟膏剤　108

に

ニアウリ　39
苦味健胃薬　116

ぬ

ヌートカトン　96

ね

根　2
ネラール　93
ネロリ　40
ネロリドール　88
ネロール　85

は

パイン　41
白色ワセリン　107

バジル　42
ハチミツ　107
パチュリ　43
ハッカ　44
パッチテスト　107
バラ科　70, 71
パラ-シメン　77
パルマローザ　45
バンレイシ科　14

ひ

光毒性　105
α-ビサボレン　82
ビサボロール　89
α-ピネン　78
β-ピネン　78
ヒノキ　46
ヒノキ科　27, 33, 46, 47
ヒ　バ　47
α-ヒマカレン　82
ビャクダン科　28

ふ

α-ファルネセン　83
ファルネソール　89
フウロソウ科　36
フェノール類　90, 91
α-フェランドレン　78
β-フェランドレン　78
フェンネル（スイート）　48
複　葉　4
賦香剤　116
プチグレン　49
フトモモ科　18, 23, 38, 39, 61, 62, 63
ブラックペッパー　50
フランキンセンス　51
フローラルウォーター　113

へ

ベースオイル　110
ベチバー　52
ペパーミント　53
ヘリクリサム　54
ベルガモット　55
ベルベノン　96
ベンゾイン　56

ほ

芳香水剤　113
芳香浴　102, 106
ボルネオール　86

ま

マジョラム（スイート）　57
マツ科　29, 41
マンダリン　58

み

ミカン科　15, 22, 40, 49, 55, 58, 64, 65, 68
水スチーム蒸留法　114
ミツロウ　107
ミルセン　79
ミルラ　59

む

無水エタノール　107

め

メリッサ　60
メントール　86
メントン　97

も

モクセイ科　32
沐浴法　102, 103
モノテルペンアルコール類　83, 84, 85, 86, 87
モノテルペン炭化水素類　76, 77, 78, 79

や

薬価収載品　116

ゆ

ユーカリ（ブルーガム）　61
ユーカリ（細葉）　62
ユーカリ（レモン）　63
ユーカリプトール　99
ユ　ズ　64

よ

葉　序　5
葉　身　2
葉　柄　2
葉　脈　2

ら

ライム　65
ラバンジン　66
ラベンダー　67

り

リウマチ　117

リナロール　87
リナロールオキシド　100
リニメント剤　107
リモネン　75

れ
劣化（精油）　105

レモン　68
レモングラス　69
レモンバーム　60

ろ
ローション剤　108
ローズアブソリュート　70

ローズオットー　71
ローズマリー　72

わ
ワックス　110

アロマセラピーのための精油ハンドブック

平成 28 年 11 月 5 日　発　行

編　者	日本アロマセラピー学会
発行者	池　田　和　博
発行所	丸善出版株式会社

〒101-0051 東京都千代田区神田神保町二丁目 17 番
編集：電 話(03)3512-3261／FAX(03)3512-3272
営業：電 話(03)3512-3256／FAX(03)3512-3270
http://pub.maruzen.co.jp/

© Japanese Society of Aromatherapy, 2016

組版印刷・株式会社 日本制作センター／製本・株式会社 星共社

ISBN 978-4-621-30085-5　C 3047　　　　　Printed in Japan

本書の無断複写は著作権法上での例外を除き禁じられています．